de profesionales:

"Doy una copia a cada una de mis pacientes."
— Pediatra/ G.W., M.D., Vallejo, CA

"Lo leí y quiero comprar una copia para mi hermana para que esté preparada cuando sus hijas de 4 y 7 años de edad entren en la pubertad."
— Reportera de periódico/C.F., Sacramento, CA

"Ésta es una herramienta excelente para la interacción entre padres y adolescentes. Ojalá habría estado disponible cuando tenía un joven adolescente en la casa."
— Administrador de clínica/ J.F., Elk Grove, CA

"… una guía fácil de leer y bien pensada. Debe ser de mucha ayuda para facilitar que los niños y los padres entren y pasen por una época que por demasiado tiempo ha estado asociada con la ignorancia y el temor." — Médico/ Peter Bartlett, M.D.

"… trata un tema difícil con franqueza y claridad y aun con reverencia…un modelo para los padres y maestros, y una guía valiosa para los jóvenes."
— Pastor luterano/ Rev. Paul Hansen

de padres:

"Estaba muy nerviosa pero este libro me ayudó A MÍ a prepararme para hablar con mi hija."
— D.B., Sacramento, CA

"Han creado una publicación de mucha ayuda y maravillosa."
— E.J., Bodega, CA

"Encontré que el libro está muy bien desarrollado y que se presta a una discusión fácil entre los niños y padres."
— J.F., Clovis, NM

"Es un libro excelente. Logró que hablar acerca del sexo con mi hija resultara una experiencia positiva y me ayudó a sentirme cómoda. Cubrió todos los temas y las cuestiones morales."
— E.M., Newington, CT

"Es el mejor libro que he encontrado para mi hijo de 9 años de edad."
— S.U., Middletown, CT

de niños:

"Aprendí mucho acerca de mí mismo. Gracias." — Ronnie, 11 años de edad

"Hablar con mis padres acerca del sexo ahora no será tan difícil." — Jennifer, 10 años de edad

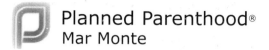
Planned Parenthood®
Mar Monte

HABLEMOS ACERCA DEL S-E-X-O

SAM GITCHEL Y LORRI FOSTER

2da edición

Book Peddlers
Minnetonka, Mn
distribuido al mercado de libros por PGW

Agradecimientos especiales a:

Jeanne Ewy, Terrie Lind, Patsy Montgomery, Raul Tejeda y todos los que trabajaron para lograr reimprimir este libro.

Traducción al español: Dori Kaplan y Eugenio Polisky
Diseño de la portada: Dianne Silverman
Arte de la portada: Chris Dyrud

2da Edición
new 13 ISBN 978-1-931863-19-3
(En español, ISBN 1-931863-19-9)

Publisher's Cataloging-in-Publication
(Provided by Quality Books, Inc.)

Gitchel, Sam.
    Let's talk about s-e-x / by Sam Gitchel and Lorri
Foster. -- 2nd ed.
    p. cm.
    Let's talk about sex.
    Includes bibliographical references and index.
    Audience: Ages 9-12.
    ISBN 1-931863-18-0 (English)
    ISBN 1-931863-19-9 (Spanish)

    1. Sex instruction for children. 2. Sex instruction
for youth.   I. Foster, Lorri II. Title. III. Title:
Let's talk about sex.

HQ53.G57 2005   649'.65
                          QBI33-2107

Puede pedir una sola copia de este libro directamente del editor. Las escuelas, agencias, consultorios médicos, organizaciones, etcétera, pueden comunicarse con nosotros para obtener información sobre las tarifas con descuento.

BOOK PEDDLERS 15245 Minnetonka Blvd, Minnetonka, MN 55345
952-912-0036 • 800-255-3379 • facsímile: 952-912-0105
www.bookpeddlers.com

impreso en Hong Kong

05 06 07 08 09 10 7 6 5 4 3 2 1

HABLEMOS ACERCA DEL S-E-X-O

Un libro para leer juntos para los niños entre los 9 y 12 años de edad y sus padres

con

una guía para los padres

Planned Parenthood/Mar Monte

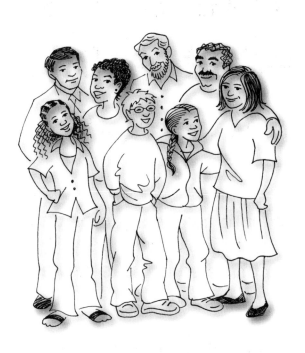

Contenido

HABLEMOS ACERCA DEL S-E-X-O

PARA TODA LA FAMILIA

Muy bien, aquí empezamos. La GRAN CHARLA. Nada de risas, por favor. ¿TENEMOS que hacer esto? SÍ. ¿Por qué? Porque estás creciendo y pronto serás adolescente. Y porque no siempre sabes lo que preguntar y aquellos que son más grandes que ti no siempre saben qué o cuándo decirte lo que necesitas saber. Así que estamos empezando la charla aquí.

Todos necesitamos aprender acerca del sexo y cómo el sexo encaja en nuestras vidas. Es importante que recibas la información correcta. Hay mucha información incorrecta que anda por allí. Aquí presentamos cosas que tal vez no sepas...y probablemente algunas que sí sepas. Ahora puedes hablar del sexo y hacer tus preguntas. Los adultos que forman parte de tu vida pueden compartir sus sentimientos, así como responder a las demás cosas que quieras saber. Verdaderamente es sólo un comienzo.

CÓMO COMPRENDER MEJOR EL AMOR ...Y EL SEXO

Cuando dos personas "se enamoran", quieren estar juntos muchísimo y quieren compartir sus pensamientos y sentimientos personales. Realmente les importa los sentimientos de la otra persona y los dos se sienten muy bien acerca de sí mismos la mayoría del tiempo que están juntos.

El amor y el sexo no son la misma cosa. "Amor" es una palabra que la gente usa para querer decir muchas cosas. Amamos a nuestros padres y amamos a nuestros animales domésticos. Amamos a nuestros mejores amigos y amamos a nuestros abuelos. Tal vez hasta hayas oído a alguien decir "¡Adoro el helado de chocolate!" En cada caso los sentimientos son un poco diferentes.

Con el tiempo, la emoción de enamorarse tal vez cambie hacia un profundo sentimiento de amor y confianza el uno por el otro. Dos personas que comparten este tipo de amor generalmente quieren que su relación dure por mucho tiempo. Planifican trabajar juntos para resolver los problemas. No importa si los momentos sean buenos o malos, saben que pueden contar el uno con el otro. Para una pareja como ésta, el sexo puede ser una manera de expresar sus sentimientos amorosos. La mayoría de las personas piensan que éste es el mejor momento de una relación sexual y que lleva al mejor tipo de matrimonio.

A veces "hacer el amor" es un término que las personas usan para referirse a tener relaciones sexuales o al sexo (hablaremos más con respecto a esto más adelante). Pero el hecho es que el amor y el sexo no siempre van juntos. Muchas personas se aman sin tener relaciones sexuales y otras tienen relaciones sexuales sin amor. Algunas personas tienen relaciones sexuales solamente por el placer físico que obtienen de hacerlo o para dar placer a otra persona. Otras personas creen que esto es incorrecto o simplemente se sienten seguros de que no disfrutarían del sexo sin amor.

Para evitar problemas, todos necesitan recordar que:
- Nadie tiene que tener relaciones solamente para darle placer a otra persona.
- Tener relaciones sexuales no hará que ocurra el amor.
- Es incorrecto dejar que otra persona piense que tú lo/la amas cuando esto no es verdad.

Desde luego, muchas personas se enamoran antes de que estén listas para el sexo o para el matrimonio. Por lo tanto, es bueno que el sexo no sea la única manera de demostrar estos sentimientos. Otras cosas, como ser honesto y verdaderamente sentir cariño por el otro, son más importantes en una relación amorosa.

Hay muchas maneras, además del sexo, de expresar los sentimientos de amor y cariño con alguien. Hacer favores especiales para la otra persona, ser un buen oyente, caminar de la mano, regalarle flores...éstas son sólo algunas maneras.

¿Tú y tu mamá o papá pueden pensar en algunas otras maneras de demostrar el amor? Intenten hacer una lista:

_____

_____

_____

_____

¿Cómo demuestran el amor las personas de tu familia hacia los demás miembros de la familia?

_____

_____

_____

¿Cuáles de estas maneras también serían buenas maneras de demostrar el amor hacia un novio o una novia?

_____

_____

_____

_____

CÓMO NACEN LOS BEBÉS

Todos los seres vivos reproducen su especie, y los humanos hacen esto al tener relaciones sexuales. Si no lo hiciéramos, la raza humana no duraría mucho.

Sin embargo, cuando una mujer y un hombre deciden tener un bebé, ellos generalmente no están pensando acerca de toda la raza humana. Están anticipando la alegría de tener y criar un hijo. Ser padres es una oportunidad para toda la vida de amar y cuidar a otro ser humano. También es una responsabilidad que dura toda la vida. Por eso, decidir a tener un bebé es una de las decisiones más importantes que una persona pueda hacer. Todas las personas que deciden tener relaciones sexuales necesitan pensar muy cuidadosamente acerca de la posibilidad que podría empezar un embarazo.

Aunque es importante tener bebés, ésta no es la razón principal por la cual las personas tienen relaciones sexuales. Cuando dos personas sienten mucho cariño el uno por el otro, las relaciones sexuales son una de las maneras en que pueden compartir sus sentimientos amorosos. Unir sus cuerpos de esta manera especial les da un tipo de placer especial y por eso frecuentemente llamamos "hacer el amor" a las relaciones sexuales.

Las relaciones sexuales tal vez parezcan difíciles de comprender. Tal vez te preguntes, "Por qué haría ESO una persona? ¿Por qué se le da tanta importancia a 'tener relaciones sexuales'?" La respuesta es que las relaciones sexuales pueden añadir mucha alegría a la vida de una persona o pueden causar grandes problemas. Por eso se le da tanta importancia. Por eso tal vez parezca que todos tienen interés en eso o están preocupados al respecto.

> **P.** ¿Es NECESARIO tener relaciones sexuales?
>
> **R.** Buena pregunta. NO, no es necesario.

Pero nos estamos adelantando. Primero necesitamos dar un paso hacia atrás por un momento para comprender cómo funcionan nuestros cuerpos antes de lidiar con algunas de estas cuestiones más grandes. Cuanto mejor comprendamos lo que está ocurriendo adentro de nosotros mismos, mejor podremos tomar decisiones responsables. La comprensión puede traer la alegría – y no los problemas – tanto para nosotros como para aquellos que nos rodean.

YA ESTÁS CAMBIANDO

Si tienes entre 9 y 13 años de edad, hay algo que debes saber. Ese algo se llama PUBERTAD. No es tan extraño como suena. No es una enfermedad y no es un alto edificio que se debe pasar en un solo salto. Y decididamente no es una pérdida de tiempo.

Tal vez te esté ocurriendo ahora mismo; o empezará pronto. Un día notas que tu cuerpo está empezando a cambiar y tal vez pienses que algo no está bien. Especialmente si nadie te ha dicho que estos cambios son NORMALES. Por esa razón existe este libro: para dejarte saber cuáles tipos de cambios debes esperar.

¿QUÉ ES LA PUBERTAD?

La pubertad sucede en algunos años de tu vida cuando tu cuerpo y tus sentimientos cambian muy rápidamente. La pubertad es un gran paso hacia tener el tipo de cuerpo y los sentimientos que tendrás cuando seas un adulto. Este período de cambios rápidos empieza en cualquier momento entre las edades de 9 y 16 años y dura durante unos 3 a 4 años.

Continuarás cambiando durante toda tu vida – aunque probablemente un poco más lentamente después de la pubertad. No te despertarás una mañana y de repente serás un adulto. Convertirte en adulto ocurre gradualmente. Sigue leyendo este libro y averiguarás cómo.

TODOS CAMBIAN

Es probable que hayas notado que tú y tus amigos no están cambiando de las mismas maneras ni al mismo tiempo. Algunos jóvenes crecen mucho en estatura antes de que las otras partes de sus cuerpos se pongan al día. Algunos engordan, durante un tiempo, antes de que su estatura se ponga al día. Pero todos aumentan de peso. Es lo que debe suceder. Tal vez oigas mucho acerca de tener demasiado peso (o parecer gordo). Pero no aumentar suficientemente de peso también puede ser una grave condición de la salud.

Los senos y las caderas de una muchacha aumentan y por eso su cintura parece ser más pequeña. Los hombros de un muchacho se ensanchan y desarrolla más músculos en todo su cuerpo.

La piel se pone más grasosa, especialmente en la cara. Por esa razón algunas personas desarrollan granos (pero manteniéndote muy limpio puede ayudar). El cabello a lo largo de todo el cuerpo se oscurece y se hace más grueso. Empieza a crecer en lugares nuevos, como debajo de los brazos y alrededor de los órganos sexuales. Y los órganos sexuales, tanto de los muchachos como de las muchachas, se hacen un poco más grandes.

Junto con estos cambios en el exterior de tu cuerpo, hay cambios en el interior. Los principales son éstos: una muchacha gana la habilidad de quedar embarazada y un muchacho gana la habilidad de dejar embarazada a una muchacha. Éstos son cambios importantes.

¿QUÉ ES NORMAL?

Muchos jóvenes se preocupan porque creen que están cambiando demasiado pronto o demasiado tarde. Si eres una muchacha, tal vez desees que tus senos fueran más grandes o más pequeños. Tal vez tengas la esperanza de no empezar a tener los períodos (la menstruación) más pronto o más tarde que tus amigas.

Si eres un muchacho, tal vez te preguntes acerca de ser demasiado alto o demasiado bajo, acerca del tamaño de tu pene, o acerca del vello que crece en lugares donde nunca creció antes. No importa si estás cambiando rápida o lentamente, no hay necesidad de preocuparte.

La mayoría de las muchachas empiezan los cambios de la pubertad uno o dos años antes que la mayoría de los muchachos.

Cualquiera que empiece más temprano que los 9 años o más tarde que los 16 años debe ser revisado por un doctor. El momento exacto en que tu cuerpo empezará a hacer estos cambios dependerá de tus padres – si ellos empezaron a cambiar a una edad temprana, probablemente tú también lo harás. Si empezaron más tarde, eso es probablemente cuando tú empezarás.

Pregúntales a tus padres si ellos pueden recordar cuándo sus cuerpos empezaron a cambiar:

¿Empezaron más temprano o más tarde que sus amigos? _____

¿A aproximadamente qué edad? _____

¿Cuáles cambios en su cuerpo notaron primero? _____

¿Cómo se sintieron acerca de estos cambios? _____

¿Qué recuerdan más acerca de este período de tiempo? _____

TUS SENTIMIENTOS
...Y TU IMAGINACIÓN

Convertirte en un hombre o una mujer no es sólo cuestión de los cambios en tu cuerpo. También tiene que ver con cómo te sientes y las cosas que haces. La mayoría de las personas tienen sentimientos fuertes durante la pubertad: de repente sentirte emocionado, con el corazón destrozado, amando, odiando, con ira, triste, alegre, temeroso…tal vez muchas cosas diferentes al mismo tiempo. Los estados de ánimo van y vienen y tal vez no sepas por qué. Debes saber que no es inusual que esto ocurra.

Y tal vez pienses algunas cosas muy extrañas de vez en cuando...cosas maravillosas, cosas terribles, algunas que en verdad nunca podrán ocurrir y algunas que sí podrían suceder. Es normal imaginar todo tipo de cosas, incluso aquellas que en realidad nunca harías.

No hay nada de malo con usar tu imaginación. Soñar despierto es una manera de aprender acerca de ti mismo y pensar cómo tal vez podrías lidiar con situaciones nuevas. Y no hay nada de malo con tener muchas emociones diferentes.

Pero si tus pensamientos o sentimientos te están manteniendo triste o están ocupando tanto de tu tiempo que no puedes hacer otras cosas, es posible que quieras recibir algo de ayuda. Algunas buenas personas con quienes puedes hablar son:
 - tus padres
 - un asesor o consejero (es probable que tus padres te puedan ayudar a encontrar uno)
 - tu ministro, cura, rabino u otro líder religioso
 - otro adulto en el que puedas confiar, como tu maestro favorito
 - una línea de ayuda telefónica local...busca en las páginas amarillas de la guía telefónica bajo "Crisis Intervention" (Intervención durante una crisis).

COMPORTÁNDOTE COMO SI TUVIERAS MÁS EDAD

Convertirte en un hombre o en una mujer también significa hacer cosas nuevas. Pronto tendrás suficiente edad para hacer muchas cosas que no podías hacer cuando eras un niño. Muchos adolescentes disfrutan de nuevas experiencias como usar maquillaje, afeitarse, aprender a conducir, ponerse ropa "de moda", estar de novio (o hablar de estarlo) o ganar su propio dinero. Algunos prueban cosas que son cuestionables, como hacerse perforaciones en el cuerpo y colocarse tatuajes. Algunos incluso prueban cosas que son peligrosas y que pueden llevar a problemas graves como experimentar con el sexo, el alcohol y las drogas.

Los adolescentes prueban algunas cosas debido a que piensan que les hacen parecer más grandes. Fumar es una de ellas. Pero fumar sencillamente no es saludable y puede ser muy caro cuando se hace de manera regular. Fácilmente puede convertirse en una adicción (algo que es muy difícil de detener aun cuando quieras hacerlo) y lleva a problemas graves de la salud, especialmente cuando seas mayor de edad. Puedes ahorrarte muchos problemas si sencillamente no empiezas.

Tendrás que tomar muchas decisiones en los próximos años. Muchos de tus amigos empezarán a hacer cosas nuevas y tú necesitarás decidir si quieres hacer lo que hacen ellos o esperar un poco. Tus padres te pueden ayudar a determinar cuándo tienes suficiente edad para las actividades adultas. Desde luego, hay algunas cosas que hacen los adultos que tu familia no aprobará a NINGUNA edad. Determinar lo que está bien para ti será más fácil si sabes cómo piensan tus padres.

¿CUÁLES DE ESTAS COSAS HAS DISCUTIDO CON TUS PADRES?

• adolescentes que aprenden a conducir	• muchachos que llaman a las muchachas por teléfono
• muchachas que usan maquillaje	• muchachas que llaman a los muchachos por teléfono
• adolescentes que están de novio	• adolescentes que fuman cigarrillos
• adolescentes que ganan y gastan dinero	• adolescentes que prueban las drogas y el alcohol

¿Hay otras que quieras añadir?

_____

_____

¿Sobre cuáles te gustaría hablar ahora?

_____

_____

Pídeles a tus padres que te hablen con respecto a cómo las cosas han cambiado desde el momento en que ellos estaban creciendo y apúntalas aquí:

_____

LA HISTORIA VERDADERA

La pubertad empieza cuando tu cuerpo empieza a producir más de ciertas hormonas. Una HORMONA es una sustancia química especial, que se produce en una glándula y se libera al torrente sanguíneo. Las hormonas transportan los mensajes de una parte de tu cuerpo a otra. La mayoría de las hormonas que empiezan durante la pubertad vienen de una glándula cerca del cerebro, la PITUITARIA. Estas hormonas pituitarias le dicen a las glándulas sexuales que es hora de empezar a hacer algunos cambios.

Así que las glándulas sexuales empiezan a producir sus propias hormonas–las hormonas sexuales. Las hormonas femeninas se producen en los OVARIOS y las hormonas masculinas se producen en los TESTÍCULOS. Esas hormonas masculinas y femeninas causan los cambios que forman parte de la pubertad.

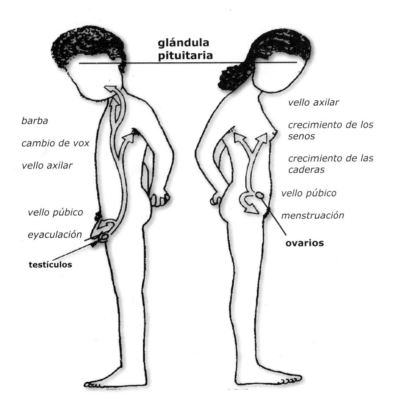

glándula pituitaria

barba

cambio de vox

vello axilar

vello púbico

eyaculación

testículos

vello axilar

crecimiento de los senos

crecimiento de las caderas

vello púbico

menstruación

ovarios

CRECER COMO VARÓN

Un varón tiene un PENE y un ESCROTO en el exterior de su cuerpo. El pene es la parte del cuerpo de un varón que es la más sensible a las sensaciones sexuales. El escroto es una bolsa gruesa de piel que mantiene y protege a los testículos. Hay una apertura estrecha por el pene, llamado la URETRA por la cual viajan la orina y el espermatozoide cuando dejan el cuerpo.

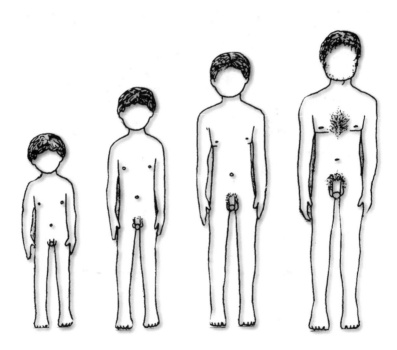

Durante la pubertad estas partes aumentan un poco en tamaño y se hacen más sensibles. Muchos muchachos se preocupan de que su pene parezca distinto a otros. De hecho, los penes tienen diferentes tamaños y formas, igual que los pies, las orejas y las narices. Un tamaño y una forma son tan buenos como otros.

Todos los bebés que son varones nacen con un doblez de la piel, llamado PREPUCIO, que cubre parcialmente el glande (la punta) del pene. Algunos padres piden que un doctor quite la cubierta inmediatamente después del nacimiento, mediante una operación sencilla llamada circuncisión. Otros padres no piden que se quite. Ambas maneras están bien. La única diferencia es ésta: los varones que tienen un prepucio deben limpiarlo por dentro cuando se duchen o se bañen.

Ocurre un cambio muy importante adentro del cuerpo de un muchacho durante la pubertad: se empiezan a producir los espermatozoides. Estas células son extremadamente pequeñas…vistas debajo de un microscopio parecen renacuajos flacos. Estos espermatozoides son los que causan un embarazo. Cada persona que ha nacido empezó por la unión de una célula de espermatozoide masculino y la célula del huevo femenino.

Los espermatozoides jóvenes se producen en los TESTES o TESTÍCULOS (las dos palabras significan la misma cosa), dos glándulas de forma ovalada dentro del escroto. Después de madurar, los espermatozoides se mueven a lo largo de dos tubos muy estrechos, pasando por las glándulas que se encuentran justo arriba del escroto. Aquí se añaden otros fluidos, produciendo una mezcla conocida como semen.

Antes de seguir, debes saber algo con respecto a una situación que experimentan los varones adolescentes con mucha frecuencia: las erecciones. Una ERECCIÓN ocurre cuando sangre adicional llena los tejidos esponjosos adentro del pene. El pene se agranda y endurece y sobresale del cuerpo. (A pesar de lo que dicen algunas personas, no hay un hueso en el pene.)

Cuando un varón tiene una erección es posible que el semen salga del cuerpo. La EYACULACIÓN es la manera en que el semen se libera por el pene. Esto ocurre cuando los músculos alrededor de sus órganos sexuales se contraen varias veces, empujando el semen hacia afuera por la uretra en algunos pequeños chorros. Al mismo tiempo, usualmente él experimenta una sensación especial de estremecimiento llamada ORGASMO y su cuerpo entero se siente muy, pero muy bien. Desde luego, un varón no eyacula cada vez que tiene una erección. (Sin embargo, una gota o dos de fluido tal vez salga del pene.) No importa si eyacula o no, la erección desaparecerá gradualmente.

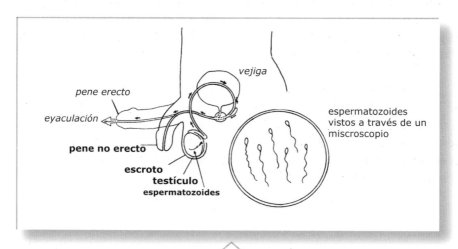

pene erecto

eyaculación

pene no erecto

escroto

testículo

espermatozoides

vejiga

espermatozoides vistos a través de un miscroscopio

Todos tipos de vistas, sonidos y pensamientos pueden causar una erección – incluso algunas que no parecen tener nada que ver con el sexo. Es por esa razón que las erecciones pueden ocurrir en momentos y lugares inesperados, como en la clase de matemáticas o al mirar televisión. Casi todos los varones tienen erecciones mientras duermen y tal vez se despierten con una erección. Con cada eyaculación, se libera hasta una cucharadita de semen. Sorprendentemente, esta pequeña cantidad de fluido contiene como promedio 400 millones de espermatozoides. Aunque el semen y la orina pasan por la misma apertura en el pene, son completamente diferentes. La orina y el semen no se pueden liberar al mismo tiempo1.

Cuando el pene está completamente erecto, se cierra la apertura de la vejiga, y por lo tanto no puede salir nada de orina. La eyaculación puede ser causada de varias maneras. Muchos muchachos tienen su primera eyaculación mientras están dormidos. Esto se llama SUEÑO MOJADO. Tal vez recuerden haber soñado acerca del sexo. Otras veces no recordarán ningún sueño – tal vez solamente haya una pequeña mancha en la sábana por la mañana. Esto tal vez sea un poco vergonzoso, pero la mayoría de los padres saben que un sueño mojado es normal. No tiene nada que ver con mojar la cama accidentalmente. Un sueño mojado es una señal saludable de crecer para convertirse en adulto.

P. ¿Es normal que un testículo sea más grande que el otro?

R. No es poco común que uno sea un poco más grande... yes perfectamente normal.

> *P.* *¿Cuánto vello crecerá sobre mi pecho?*
>
> *R.* *Esto depende de la herencia. Si tu padre tiene un pecho peludo, es probable que tú también tengas uno. Sin embargo, cuando esto ocurre, es diferente de persona a persona.*

Otra manera que los varones tal vez eyaculen es mediante la MASTURBACIÓN. Cuando un varón se masturba, acaricia o frota el pene hacia arriba y hacia abajo de una manera que se siente agradable. Hay muchos mitos acerca de la masturbación y se usan muchas expresiones de jerga para nombrarla. Lo que es importante saber es que la masturbación no causa ningún daño físico ni mental. No creas los cuentos que dicen que causa que los muchachos agotarán todo su semen o perderán el interés en las muchachas.

Muchas personas creen que la masturbación es una cosa normal y saludable que se puede hacer. Otras simplemente no se sienten cómodos con ella. No están seguros por qué – tal vez debido a algo que alguna vez le hayan dicho. Y algunas personas creen que es equivocado por razones religiosas o morales. Pero la mayoría de las personas – jóvenes, viejas, casadas o solteras – se masturban de vez en cuando. Y todos deben saber que no les causará ningún daño, no importa si deciden hacerlo o no.

Los varones también eyaculan cuando tienen un contacto sexual con otra persona. Un tipo de contacto que ocurre frecuentemente es tocar o ser tocado en las partes del cuerpo que son sexualmente sensibles. Puede ocurrir la eyaculación aún sin tocar el pene directamente. Otro tipo de contacto es la relación sexual. (Pronto llegaremos a este tema.)

CRECER COMO MUJER

Tal vez hayas notado que para muchas muchachas la pubertad empieza uno o dos años antes que para los muchachos de la misma edad. Uno de los primeros cambios es en el seno de una muchacha. Generalmente, primero el area del pezón se pondrá más oscuró y más grande. Luego empieza a crecer el tejido grasoso que forma el seno.

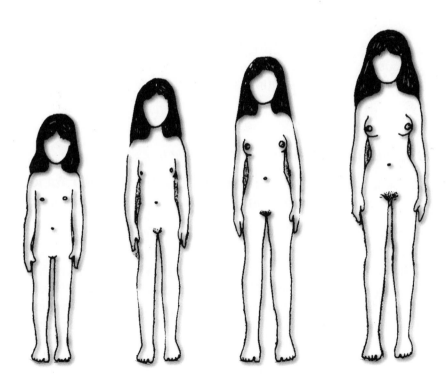

Muchas muchachas se preocupan acerca de la manera que se ven sus senos. ¿Uno es un poco más grande que el otro? ¿Son demasiado grandes? ¿Demasiado pequeños? ¿De la forma incorrecta? Es fácil tener la idea a partir de la televisión y las películas y las revistas, que una única figura "perfecta" es la mejor para todas las mujeres. ¡No es nada cierto! Las personas bellas vienen en todos los tamaños y formas. Las personas que aprenden a apreciar su propia apariencia especial tienen una auto confianza alegre, que las hace simpáticas y atractivas para los demás.

Durante la pubertad, las caderas de una muchacha también se ensanchan. Esto causa que su cintura parezca más pequeña, dándole la forma curvada del cuerpo que tiene la mayoría de las mujeres maduras. Al igual que los senos, las caderas de algunas muchachas crecen mucho y las de otras crecen sólo un poco.

P. *¿Es normal que un seno sea más grande que el otro?*

R. *Sí. Nadie tiene dos de exactamente el mismo tamaño. Tal vez uno crezca antes que el otro, haciendo que esto resulte más notable.*

También hay algunos cambios pequeños que no se ven tan fácilmente, aunque estén en el exterior del cuerpo. Estos cambios ocurren en la VULVA, una palabra que significa todas las partes sexuales que se encuentran entre las piernas de una muchacha. Durante la pubertad todas las partes de la vulva crecen un poco para resultar más grandes y más sensibles.

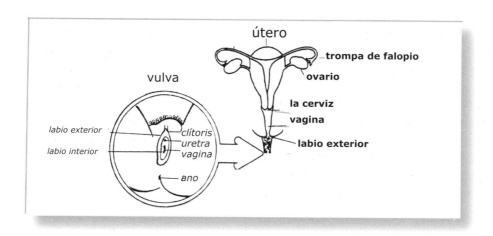

La parte exterior de la vulva – los LABIOS EXTERIORES – es una cubierta protectora para lo demás. Durante la pubertad, crece el vello en y alrededor de estos labios exteriores. Cuando las piernas están separadas, los labios exteriores se separan para que se descubran las otras partes de la vulva. Los LABIOS INTERIORES proporcionan otra capa protectora. Parcialmente escondido por los labios interiores, donde se unen en la parte superior, se encuentra el CLÍTORIS. Frecuentemente está cubierto por una caperuza pequeña de piel, así que sólo se puede ver una pequeña parte del mismo. Como cualquier parte del cuerpo, el clítoris tiene diferentes tamaños y formas, pero generalmente no es más grande que un guisante. El clítoris es la parte del cuerpo de una mujer que es la más sensible a las sensaciones sexuales. Se pone ligeramente más grande y más firme cuando una muchacha o una mujer se siente excitada sexualmente. Entonces, de algunas maneras, el clítoris de una mujer es como el pene de un varón.

Si una muchacha o una mujer se masturba, generalmente acaricia esta área muy sensible. Tal vez también toque otras partes de la vulva de una manera que se siente agradable. A veces ella tal vez continúe hasta lograr un orgasmo, esa sensación estremecedora de placer que pueden tener tanto los varones como las mujeres. Para una mujer, igual que para un varón, la masturbación no causa ningún dano físico ni mental. Mientras algunas personas creen que es moralmente equivocado, otras creen que es una buena manera para una muchacha de aprender acerca de su cuerpo y cómo éste responde. Muchas mujeres de todas las edades se masturban; otras optan por no hacerlo. Cualquier manera es normal.

Debajo del clítoris se encuentra la apertura muy pequeña de la URETRA. Al igual que en un varón, esta apertura se usa para orinar. Debajo de la uretra una mujer tiene una apertura más grande, llamada VAGINA, que se conecta con los órganos reproductivos interiores. Muchas muchachas tienen un anillo delgado de piel en la apertura de la vagina, llamado el HIMEN. El himen es pequeño y está escondido en la apertura vaginal, así que no se puede ver en el dibujo. Aunque es solamente una cobertura parcial, tal vez brinda un poco más de protección. Una mujer adulta raramente tiene un himen completo, debido a que generalmente se ha estirado hacia los lados de la apertura vaginal. Esto tal vez ocurra durante el ejercicio, exámenes médicos o mientras se usen los tampones. Si no, ocurrirá cuando ella tiene las primeras relaciones sexuales. Así que puedes ver que tal vez haya desaparecido el himen de una muchacha aunque nunca haya tenido relaciones sexuales.

Otra apertura que se encuentra cerca de la vulva es el ANO. Ésta es la apertura para las evacuaciones de las heces, así que, por supuesto, los varones también tienen esta apertura.

Si bien tanto los varones como las mujeres tienen una uretra y un ano, las mujeres también tienen una tercera apertura, la vagina. Ésta es la apertura para las relaciones sexuales, el alumbramiento y la menstruación.

MENSTRUACIÓN

Una parte muy importante de la pubertad de una muchacha es su primer período menstrual. La menstruación o "tener un período" o "ese tiempo del mes" es una señal de que el cuerpo está madurando y que ella está empezando a ser capaz de quedar embarazada.

El embarazo es posible cuando un óvulo (célula de huevo) se madura y se libera de uno de sus ovarios. Esto ocurre alrededor de una vez al mes y se llama ovulación. El óvulo es muy pequeño – más pequeño que la cabeza de un alfiler. Después de dejar el ovario, el óvulo se mueve a lo largo de las trompas de Falopio.

Si un espermatozoide llega a las trompas de Falopio en este momento, es probable que se unirá al óvulo. Esta unión del huevo y el espermatozoide se llama fertilización. Después que se fertiliza el huevo, éste continúa moviéndose a lo largo de las trompas, hasta llegar al útero. El útero, también llamado la "matriz," es un órgano que cada mujer tiene en la parte baja de su abdomen (barriga). El útero tiene un forro especial, rico en sangre y nutrientes.

Allí puede sujetarse un huevo fertilizado y crecer. Es así que empieza el embarazo.

Si un espermatozoide no fertiliza el huevo, no hay embarazo y el huevo se disuelve. Ya no se necesita el forro especial del útero, de modo que se descompone y sale del cuerpo. Durante alrededor de 3 a 7 días este fluido menstrual, compuesto del forro rico en sangre, sale por la vagina. Esto se llama menstruación.

Una mujer madura tiene la menstruación alrededor de una vez cada mes. La duración promedio, desde el comienzo de un período menstrual hasta el comienzo del próximo, es 28 días. Pero puede variar de 20 a 40 días para mujeres distintas. Cuando las muchachas primero empiezan a tener su período, a veces se saltan un mes, o incluso varios meses, a la vez. Al aumentar de edad, la mayoría tiene sus períodos con mayor regularidad. Pero incluso las mujeres adultas a veces tienen períodos atrasados. Algunas cosas que pueden causar que un período se atrase son:

- tensión emocional (estrés)
- gran emoción
- enfermedad
- cambios importantes en la dieta
- viajar, o cambios en el clima
- pérdida de sueño (no dormir)

Generalmente una mujer no tiene un período mientras está embarazada. De otro modo, la menstruación generalmente ocurre regularmente hasta que una mujer tenga alrededor de 50 años de edad. Luego gradualmente dejará de tener los períodos y ya no podrá quedar embarazada. Esta época en la vida de una mujer se llama menopausia.

P. Mis amigas han tenido sus períodos. ¿Hay algo que puedo hacer para acelerar el mío?

R. Disculpa, pero no. Además, tendrás tus períodos durante muchos años, así que no te preocupes acerca de acelerar este proceso. Mientras es posible que estés ansiosa para crecer y convertirte en una adulta y ser como tus amigas, cada cuerpo madura a su propia velocidad - la velocidad que es exactamente correcta para tu cuerpo. Si alguien te dice que causaron que empezara su período, solamente fue una coincidencia, a pesar de lo que digan.

MÁS ACERCA DE LA MENSTRUACIÓN

Para absorber el fluido menstrual, las muchachas y las mujeres usan almohadillas (servilletas sanitarias) para forrar su ropa interior o tampones que se usan internamente para absorber el fluido menstrual. Ambos están hechos de materiales absorbentes y se cambian varias veces al día. Se venden en cualquier farmacia o supermercado.

Las almohadillas cubren la apertura de la vagina. La mayoría de los tipos se mantienen en posición mediante una tira adhesiva que se pega a la ropa interior. Los tampones se usan adentro de la vagina. Muchas muchachas y mujeres encuentran que son más convenientes que las almohadillas. Los músculos de la vagina los mantienen en su lugar así que no se pueden caer. Y debido a que la vagina sólo tiene unas pocas pulgadas de longitud y termina en el útero, no es posible que un tampón se pierda adentro del cuerpo.

Decidir si vas a usar almohadillas o tampones es una opción personal. Ambos vienen en una variedad de tipos y tamaños. Muchas mujeres a veces usan almohadillas y en otros momentos tampones durante su período. Las muchachas tal vez quieran probar varios productos diferentes para encontrar los que les gusten más.

Una palabra de cautela: una enfermedad llamada el síndrome de choque tóxico (TSS por sus siglas en inglés) ocurre con mayor frecuencia entre las muchachas y las mujeres que usan tampones. Aunque el TSS no se comprende completamente, existen maneras en que una muchacha o una mujer puede protegerse para no contraerlo. Para estar del lado de la seguridad, se deben cambiar los tampones por lo menos una vez cada seis horas, y se debe usar en cambio una almohadilla, por lo menos unas horas cada día durante los períodos menstruales.

Las muchachas que quieran leer más acerca de cuidarse durante la menstruación pueden leer uno de los folletos o libros enumerados al final de este libro.

Muchas muchachas se sienten felices cuando primero empiezan sus período, debido a que esto significa que sus cuerpos están creciendo y funcionando normalmente. Otras tal vez primero sientan que tener sus períodos es algo "pesado". Algunas personas actúan como si la menstruación fuera sucia o vergonzosa, tal vez porque no la comprenden. Mientras que a veces la menstruación tal vez parezca ser un inconveniente, es una señal especial y femenina de un cuerpo sano.

La mayoría de las mujeres se siente perfectamente bien durante sus períodos. Algunas tienen un poco de malestar durante el período o justo antes de que comience. Retorcijones (calambres) en la parte inferior (baja) de la espalda o el abdomen, un leve aumento de peso, una sensación de pesadez, dolores de cabeza o sentirse nerviosa o fácilmente disgustada son síntomas comunes. Muchas muchachas tienen estos problemas cada vez menos al ir madurando. Una dieta saludable y el ejercicio regular tal vez ayuden, pero si el malestar es verdaderamente grave, una muchacha debe ver a su doctor.

Ciclo Menstrual Normal

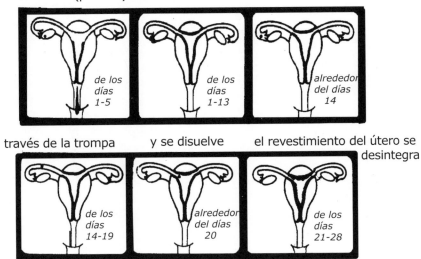

Se muda el forro (período) se madura el óvulo la ovulación-cae el (óvulo)

de los días 1-5

de los días 1-13

alrededor del días 14

través de la trompa y se disuelve el revestimiento del útero se desintegra

de los días 14-19

alrededor del días 20

de los días 21-28

Durante la pubertad una muchacha tal vez note otro cambio en su cuerpo. Tal vez haya un poco de fluido claro o blancuzco en o alrededor de la vagina o en su ropa interior. Esta descarga normal es la manera en que la vagina se mantiene limpia, igual que las lágrimas y la saliva naturalmente mantienen limpios los ojos y la boca. En la vagina siempre hay presente una pequeña cantidad de fluido. Una muchacha o una mujer tal vez note más humedad en ciertos momentos, especialmente alrededor del momento de la ovulación, alrededor de una semana después de que termina un período menstrual. Los sueños despiertos, los sueños nocturnos y pensamientos excitantes, al igual que la masturbación y el contacto sexual, también pueden causar humedad adicional. Si no hay picazón, ardor ni otro malestar, no hay razón por la cual preocuparse. Todo esto es perfectamente normal.

RELACIONES SEXUALES

Ahora que sabes acerca de los cuerpos de ambos sexos, puedes comprender mejor de qué se tratan las relaciones sexuales. En las ilustraciones puedes ver que los órganos sexuales masculinos y femeninos están formados para que puedan encajarse juntos debido a que uno es interior y otro es exterior. Es este encaje que permite las relaciones sexuales. Eso es todo. En realidad es muy sencillo. Pero también es muy complicado.

LOS "POR QUÉ SÍ"

Bajo las circunstancias correctas, la relación sexual puede ser una de las experiencias más satisfactorias que una pareja puede tener juntos. Pero no es un asunto sencillo y lo encontrarás más fácil de comprender a medida que crezcas. Para la mayoría de las personas, tener relaciones sexuales es algo muy personal y debe ser parte solamente de una relación cercana, de confianza y responsable.

Cuando un hombre y una mujer sienten atracción entre sí, estar cerca y tocarse puede causar que se sientan excitados sexualmente. Esto significa que tienen sensaciones buenas por todo el cuerpo. La vagina de una mujer se humedece y el pene del hombre se pone erecto. Cuando se sienten de esta manera, tal vez quieran estar aun más cerca. Si deciden tener relaciones sexuales, acercan sus cuerpos para que el pene del hombre pueda deslizarse adentro de la vagina de la mujer. En realidad esto es placentero para ambos y continúan moviéndose de maneras que se sienten bien. Disfrutan de estar lo más cerca posible que pueden estar dos personas. La relación sexual puede durar solamente un minuto o dos, o durante mucho tiempo, frecuentemente hasta que uno o ambos tengan un orgasmo. Generalmente las sensaciones de un hombre llegan a una cumbre (un orgasmo), él eyacula y su erección gradualmente desaparece. Después de la relación sexual muchas parejas continúan sujetándose durante un tiempo y disfrutan de sentirse tan cerca. Estos sentimientos íntimos son una de las razones por las cuales las relaciones sexuales pueden ser tan especiales.

P. ¿Duele tener relaciones sexuales?

R. No, no duele - ni debe doler. Si no es una experiencia placentera, si alguien te está obligando a tener relaciones sexuales, o si piensas que hay un problema médico, decididamente debes hablar con tu doctor o con un profesional de la salud.

Aunque las relaciones sexuales pueden dar este placer único, no es tan sencillo como suena.

Y LOS "POR QUÉ NO"

Las relaciones sexuales también son la manera en que empiezan los embarazos. Cuando el varón eyacula, sus espermatozoides se liberan en la vagina de la mujer y se mueven hacia sus trompas de Falopio. Si hay una célula de huevo allí en ese momento, es probable que se fertilice y podría empezar un embarazo. Pero quedar embarazada antes de que estés lista para criar a un hijo presenta problemas para cualquier persona y deben tomarse decisiones que pueden complicarle la vida a uno.

Algunas personas jóvenes (aproximadamente 1 de cada 5) tienen relaciones sexuales mientras todavía están en sus primeros años de adolescencia. La mayoría espera hasta tener mayor edad. Por muchas razones es más inteligente esperar. Por una parte, algunos adolescentes no están listos para los sentimientos emocionales y la vulnerabilidad que la intimidad sexual puede crear, y terminan por sentirse lastimados o disgustados. Además, tener relaciones sexuales puede crear problemas graves que una persona joven no está listo para afrontar, como el embarazo y las enfermedades transmitidas sexualmente (ETS o STD por sus siglas en inglés).

> **P.** *Si no te gusta, ¿tienes que hacerlo otra vez?*
>
> **R.** *No. Tienes el derecho de decir cuándo quieres volver a hacerlo, y si es que lo quieres hacer otra vez.*

Este libro te dirá más acerca del embarazo y las ETS. Por el momento, sólo recuerda que cualquier persona que tiene relaciones sexuales necesita saber cómo prevenirlos. Algunos adolescentes no creen que el embarazo o las ETS pueden ocurrirle a ellos. Pero sí pueden – incluso la primera, o única, vez que una persona tiene relaciones sexuales.

Hay otras buenas razones por las cuales deben esperar los adolescentes esperen antes de tener relaciones sexuales. ¿Por qué es mejor esperar? Junto con tus padres, trata de listar algunas ventajas aquí.

_____

_____

_____

_____

_____

_____

_____

_____

_____

_____

_____

EMBARAZO

Por lo tanto, el embarazo comienza por la relación sexual entre un hombre y una mujer. Ahora te hablaremos acerca de lo que ocurre entre el momento en que se unen el huevo y el espermatozoide y el momento en que nace un bebé.

La fertilización ocurre en una de las trompas de Falopio, en el extremo más cercano al ovario. Durante los próximos 4 a 5 días, la célula del huevo fertilizado continúa moviéndose a lo largo de la trompa hasta que llega al útero. Aquí es donde ocurrirá la mayor parte de su crecimiento.

Ciclo del Embarazo

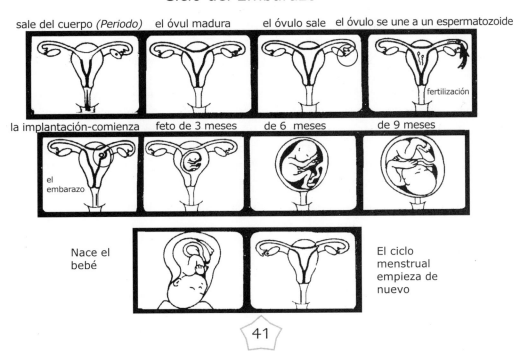

sale del cuerpo *(Periodo)* el óvul madura el óvulo sale el óvulo se une a un espermatozoide

fertilización

la implantación-comienza feto de 3 meses de 6 meses de 9 meses

el embarazo

Nace el bebé

El ciclo menstrual empieza de nuevo

Al llegar al momento en que el huevo fertilizado llega al útero, el forro rico en sangre está listo para darle la nutrición que necesita para crecer. Dentro de unos pocos días, se sujeta a la parte interior del útero (implantación). Aquí, crece durante alrededor de 9 meses. Se llama embrión hasta el final del segundo mes. A partir de ese momento hasta el alumbramiento, se llama feto.

A medida que se desarrolla el embarazo, algunos cambios notables ocurren en el cuerpo de la mujer. Desde el lugar adentro del útero donde se sujeta el huevo, crece el cordón umbilical. Este cordón lleva la nutrición y el oxígeno, ambos necesarios para el crecimiento, desde el torrente sanguíneo de la mujer al torrente sanguíneo del feto que se está desarrollando. Debido a que el feto no come ni respira hasta que nace, todo lo que necesita debe pasar por este cordón. Además, la bolsa amniótica, una bolsa llena de un fluido aguado, crece alrededor del embrión y permanece allí durante el embarazo. Esta "bolsa de agua" acolchona y protege al feto en desarrollo.

Desde luego, para tener espacio para el feto que está creciendo, el útero necesita estirarse mucho. Durante el embarazo, el útero cambia del tamaño de una pera al tamaño de una sandía pequeña. Naturalmente, la forma de una mujer embarazada también cambia para hacer espacio para su feto en crecimiento. Después que nace el bebé, el útero se encoge gradualmente al tamaño que tenía antes del embarazo.

NACIMIENTO

Después de unos nueve meses de embarazo, la madre da a luz a su bebé. Con cada mes que pasa, el feto se ha acercado al momento de estar listo para nacer y poder sobrevivir afuera del cuerpo de su madre. Cuando se acerca el momento para el nacimiento, la madre siente que los músculos de su útero se aprietan firmemente cada pocos minutos. Esto se refiere a "entrar en el trabajo de parto". Al tanto que los apretones se hacen más fuertes, la cerviz (la apertura en la parte inferior [baja] del útero y en la parte superior [alta] de la vagina) se estira gradualmente para abrirse más y más. Esto puede demorar unas pocas horas o muchas horas durante las cuales su cuerpo está trabajando arduamente para permitir el alumbramiento del bebé. Durante este período, la madre intenta permanecer relajada mientras que los músculos de su útero trabajan arduamente para abrirse y empujar al bebé hacia afuera. Finalmente la cerviz se estira y se abre lo suficiente como para que pase la cabeza del bebé.

Luego la madre empieza a empujar hacia abajo, con la mayor fuerza que pueda, con los músculos de su abdomen. Su esfuerzo se combina con los apretones del útero para empujar al bebé a la vagina, generalmente de cabeza primero. Luego, dentro de unos minutos, el bebé se desliza del cuerpo de la madre al mundo exterior.

Cuando sale un bebé, todavía está sujetado a su cordón umbilical. Ahora que el recién nacido puede empezar a respirar y comer por cuenta propia, ya no necesita esta conexión. Pronto después del nacimiento, se corta el cordón, cerca de la barriga del bebé. No duele cortar el cordón y la pequeña cortada sanará pronto. El trozo corto del cordón se reseca y se cae. Lo que permanece se convierte en tu ombligo. Todo el mundo tiene un ombligo donde estaba sujetado el cordón umbilical.

¿Hay algo que te gustaría preguntarle a tu mamá o papá acerca de tu propio nacimiento? Quizás hasta tomaron fotografías de tu parto. Escribe tus preguntas así como sus respuestas aquí. Puedes usar las siguientes para empezar: (¿a qué hora del día empezó tu madre el trabajo de parto?; ¿su trabajo de parto duró mucho tiempo o poco?; ¿naciste en un hospital?; ¿tu padre estuvo en la sala de parto con ella?):

_____
_____
_____
_____

El alumbramiento generalmente toma lugar de la manera que hemos descrito, pero de vez en cuando ocurre algo fuera de lo usual. Si estás interesado en algunas de las cosas no usuales, tú y tus padres tal vez quieran leer algo en un buen libro o enciclopedia. Algunas cosas interesantes sobre las cuales aprender son: mellizos, trillizos, una Cesárea, un nacimiento con las nalgas primero y un nacimiento prematuro.

> *P. ¿Cómo deciden los mellizos quién saldrá primero?*
>
> *R. ¿Tiran una moneda al aire? Lo dudo. En serio, sólo es una cuestión de horario y posición-aunque el que salga primero siempre será el "más viejo".*

Mientras una mujer está embarazada, sus senos se preparan para producir la leche para alimentar al bebé después que éste nazca. Poco después del nacimiento, se liberan las hormonas como una señal para que los senos empiecen a producir esta leche. La mayoría de los bebés puede chupar de los senos de su madre pronto después de nacer debido a que chupar es un instinto con el que nacen. Muchas madres disfrutan de alimentar a sus bebés de esta manera. La leche materna es un alimento completo y nutritivo para un recién nacido durante muchos meses. Es mejor para un bebé, pero, por una razón u otra, una madre tal vez prefiera o necesite alimentar a su bebé con un biberón de leche de fórmula para bebés. Cualquier manera está bien.

¿De qué manera te alimentaron cuando eras un bebé pequeño?

_____

¿Durante cuánto tiempo tomaste leche antes de empezar a comer otros alimentos?

_____

_____

¿Cuál fue tu primera comida sólida después de la leche cuando eras bebé?

_____

HERENCIA...Lo Que Hace Que Tú Seas TÚ

¿Qué hace que una persona sea alta y otra baja? ¿Por qué algunas personas en la misma familia se asemejan y otras no? ¿Por qué lucen iguales los gemelos? ¿Por qué los perros dan a luz a perros pequeños, las vacas a vacas pequeñas y los humanos a humanos pequeños?

Adentro de las células de cada ser vivo hay muchos cromosomas. Estos cromosomas llevan el plan principal de cómo crecerá esa planta o animal. La forma de tu nariz, el color de tu piel y el tipo de cabello que tienes están todos controlados por tu propio conjunto individual de cromosomas.

Todos los humanos obtienen la mitad de sus cromosomas del espermatozoide de su padre y la mitad del óvulo de la madre. Debido a que el niño sólo obtiene la mitad del plan principal de cada padre, se incluyen algunas partes y otras no. Por esa razón la mayoría de los niños se parecen un poco a sus padres, pero no son exactamente iguales.

Cada hombre tiene algunos espermatozoides que llevan un cromosoma "femenino" y otros llevan un cromosoma "masculino". El hecho de que un bebé nuevo sea una niña o un niño dependerá de qué tipo de espermatozoide fertilizó al óvulo de la madre.

TENER RELACIONES SEXUALES
...SIN TENER UN BEBÉ

Así que ahora sabes mucho acerca de la pubertad. Sabes que la pubertad significa que tu cuerpo cambiará para transformarse en un cuerpo adulto, capaz de reproducirse. Sabes que a lo largo de toda la vida todo el mundo tiene sensaciones sexuales y que estas sensaciones se hacen más fuertes durante la pubertad.

Y conoces el proceso de cómo se produce un bebé, cómo crece durante el embarazo y cómo nace.

Frecuentemente una pareja tiene relaciones sexuales aun si no quieren un bebé en ese momento. Algunas personas prefieren no tener hijos. Algunas prefieren esperar hasta un momento cuando puedan cuidar mejor a un bebé. Algunas ya tienen un número de hijos que quieren. Estas parejas usan algún tipo de control de natalidad (anticonceptivos). Al usar anticonceptivos, una pareja puede tener relaciones sexuales y estar razonablemente segura de que no empezará un embarazo.

Un tipo de método anticonceptivo sobre el cual probablemente has oído hablar es la pastilla anticonceptiva (o simplemente "la pastilla"). También es posible que hayas oído de los condones (preservativos). Hay muchas otras maneras de evitar un embarazo, cada una con sus propias ventajas. De una manera u otra, todas funcionan al impedir que el huevo y el espermatozoide se unan y crezcan en el útero. Los doctores o las clínicas recetan algunos métodos, mientras que otros se venden en las farmacias sin una receta. Si quieres averiguar más acerca de los diferentes métodos anticonceptivos, consulta la lista de lectura para algunos libros sugeridos.

P. *¿Qué es un condón? ¿Existe un condón femenino?*

A. *Un condón es una cubierta de látex (hule) que se ajusta cómodamente sobre un pene erecto y que puede contener el espermatozoide masculino. Hay una variedad de condones y están disponibles fácilmente en muchos tipos diferentes de tiendas. Sí, hay condones diseñados para las mujeres pero no son tan comunes y tal vez sólo los encuentres en las clínicas de salud.*

HACER EL AMOR (sin cometer errores)

Muchos adolescentes afrontan mucha presión para tener relaciones sexuales antes de que estén listos. Algunas veces los adolescentes piensan que todos los demás lo están haciendo. Es fácil recibir esta idea de los programas de televisión, las películas y los amigos que hablan grandiosamente.

Pero la verdad es que la mayoría de los adolescentes no está teniendo relaciones sexuales. La mayoría de los programas de televisión usa el sexo por una razón sencilla: llama la atención y gana dinero. Pero estos programas raramente muestran la vida como es verdaderamente. Y los amigos que tratan de hacer que tú tengas relaciones sexuales no están pensando acerca de lo que es mejor para ti.

Hay algunas cosas importantes que la televisión, las películas y los amigos generalmente no incluyen. Por un lado, hacer el amor involucra nuestros sentimientos más íntimos. Estar tan cerca con alguien antes de que estés listo te puede hacer sentir avergonzado, herido o usado. Añadir las relaciones sexuales puede hacer que una relación agradable se haga complicada y difícil.

Además, también hay muchas ETS (enfermedades transmitidas sexualmente). Tal vez no hayas oído de algunas de ellas, pero están muy presentes en nuestro alrededor. Algunas comunes, especialmente con los adolescentes, son la clamidia, el herpes, las verrugas genitales y la gonorrea. Cada una causa problemas diferentes, como llagas o daños a los órganos internos que pueden limitar tus posibilidades de tener un bebé cuando estés listo para tener uno. Las ETS se transmiten de una persona a otra cuando tienen relaciones sexuales – incluso hasta el sexo oral.

Cualquier persona que tiene relaciones sexuales necesita saber cómo evitar contraer una enfermedad transmitida sexualmente. La ETS más grave es el VIH/SIDA, una enfermedad causada por un virus (el virus de la inmunodeficiencia humana o "VIH"). El SIDA ataca el cuerpo e impide que éste pueda combatir otras enfermedades. Casi todas las personas que padecen del SIDA necesitan cuidados médicos intensivos para evitar las complicaciones graves, incluyendo la muerte. El sexo y compartir los fluidos del cuerpo es una de las maneras en que las personas contraen el VIH. Otras maneras son compartir las agujas para inyectarse las drogas y durante el alumbramiento si la madre está infectada.

Lo que hace que esto sea tan difícil de tomar en serio es que una persona tal vez esté infectada sin mostrar ninguna señal de la enfermedad durante semanas, meses o hasta años. Esto hace que sea más fácil que las enfermedades se extiendan, debido a que las personas frecuentemente tienen los gérmenes sin siquiera saberlo. La única manera de estar seguro es ir a un doctor o a una clínica para hacerse una prueba. Hay tratamientos para todas las ETS, así que cualquier persona que tal vez tenga una se debe revisar lo más pronto que sea posible.

Por supuesto, en el primer lugar lo mejor es protegerte a ti mismo para evitar contraer una ETS. Hay muchas maneras de hacer esto. Una manera es no tener relaciones sexuales. Las ETS solamente se pueden contraer por medio del contacto cercano con una persona que ya está infectada. Por lo tanto, si no tienes relaciones sexuales, no contraerás una enfermedad transmitida sexualmente.

Sin embargo, algún día en el futuro, probablemente querrás tener una relación que incluya las relaciones sexuales. Cuando estés maduro y listo para hacerlo, puedes protegerte teniendo "relaciones sexuales más seguras". Las relaciones sexuales más seguras significan que CADA persona usa un método anticonceptivo. También significa estar tan seguro como puedas que la persona con quien estás teniendo relaciones sexuales no está infectada. Necesitarás poder hablar con esa persona acerca de todo esto y necesitarás confiar en esa persona.

¿Qué tipo de persona te imaginas que tendría una ETS? De hecho, todos los tipos de personas pueden contraerlas. No te puedes dar cuenta por la ropa de las personas, ni por quiénes son sus amigos ni por dónde viven. Solamente puedes darte cuenta al conocer muy bien a alguien, hablar acerca de las ETS y confiar que esa persona sepa acerca de las ETS y será honesta contigo.

Puedes ver que hay muchas cosas que necesitas saber antes de que estés listo para tener relaciones sexuales. Aprender acerca de las ETS y las relaciones sexuales más seguras es una parte. Aprender acerca de los métodos anticonceptivos es otra. También necesitas comprenderte a ti mismo. Y necesitas poder ser un buen compañero. Eso es mucho para aprender, pero tienes mucho tiempo. No dejes que nadie te empuje antes de estar bien listo.

¿Cómo sabes cuando puedes confiar en alguien? Pregunta a ver si tus padres te pueden ayudar a determinar esto.

¿ESTÁS LISTO PARA UN BEBÉ?

Ser un buen padre es uno de los trabajos más difíciles del mundo. Se necesita mucho para estar listo para ser padres. Intenta listar las cinco cualidades más importantes que crees que los padres necesitan tener y pídele a tu mamá o a tu papá que haga lo mismo:

Tu Lista:

_____

_____

_____

_____

La Lista de tu Padre o Madre:

_____

_____

_____

_____

Si no estás listo para tener un bebé, entonces no estás listo para tener relaciones sexuales sin protección.

UN BUEN COMIENZO

Así que ahora sabes más acerca de la pubertad. Puedes ver que tiene mucho que ver con las relaciones sexuales y la reproducción. Estos son temas grandes y hay muchas otras cosas interesantes para saber. Al compartir este libro, tú y tus padres han hecho un buen comienzo. Pero cualquier libro solamente cubre una pequeña parte de todo lo que hay que saber. Esperemos que continúen hablando y aprendiendo juntos.

Tal vez haya otras cosas sobre las cuales te estás haciendo preguntas. Se han hecho algunas preguntas verdaderas que tienen los preadolescentes a lo largo de este libro. No existe una pregunta estúpida. Si tienes preguntas, lístalas aquí:

_____

_____

_____

_____

_____

_____

_____

Ahora que ya eres casi un adolescente, pregúntales a tus padres si hay otras cosas que les gustaría que sepas. Escribe sus respuestas aquí.

_____

_____

_____

_____

_____

Durante los próximos años aprenderás mucho más acerca de cómo comprenderte a ti mismo y a los demás. Aprenderás más y más acerca de lo que quieres de una relación cercana de cada persona nueva que conozcas. Nadie sabe esto de antemano. Aprender sobre el amor y el sexo continúa durante toda la vida.

EL ROMPECABEZAS DE LA PUBERTAD

Todas las respuestas a este crucigrama vienen de las partes de este libro que acabas de leer. Completa las respuestas que sepas y pídeles a tus padres que te ayuden con las que no estés seguro.

(Las respuestas correctas se muestran al final de la próxima página.)

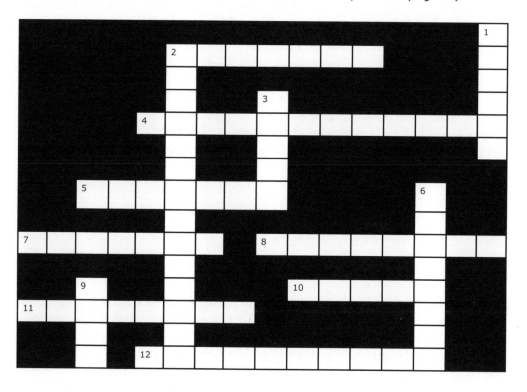

Horizontal:
2. El _____ es una bolsa gruesa de piel que contiene los testículos.
4. Aproximadamente una vez al mes el forro interior del útero se desintegra y sale del cuerpo. Esto se llama la _____.
5. El _____ es la sensación estremecedora de placer sexual que tienen tanto los hombres como las mujeres.
7. Los _____ producen hormonas femeninas y almacenan óvulos.
8. El órgano femenino más sensitivo a las sensaciones sexuales es el _____.
10. Un_____ es liberado del ovario aproximadamente una vez al mes en las mujeres maduras.
11. Cuando el pene de un hombre se agranda y endurece, esto se llama la _____.
12. Los _____ producen espermatozoides y hormonas masculinas.

Vertical:
1. La abertura por donde sale el flujo menstrual es la _____.
2. La célula sexual masculina que puede fertilizar al óvulo se llama _____.
3. Un óvulo fertilizado (huevo) se fija y crece en el _____ de una mujer.
6. Las glándulas sexuales masculinas y femeninas producen _____ que causan los cambios de la pubertad.
9. El órgano masculino que puede ponerse erecto es el _____.

MÁS LIBROS BUENOS PARA TI

What's Happening to My Body? Book for Boys
What's Happening to My Body? Book for Girls
por Lynda Madaras (Newmarket Press, 2000)
My Feelings, My Self; A Growing-Up Guide for Girls
por Lynda Madaras (Newmarket Press, 2002)
Ready, Set Grow: A "What's Happening Book to My Body?" a book for younger girls
por Lynda Madaras (Newmarket Press, 2003)
Changing Bodies, Changing Lives: A Book for Teens on Sex and Relationships
por Ruth Bell (Three Rivers Press, 1998)
The New Teenage Body Book
por Dr. Kathy McCoy and Dr. Charles Wibblesman (Perigee, 1999)
It's Perfectly Normal: Changing Bodies, Growing Up, Sex & Sexual Health
por Robie Harris (Candlewick, 1996)

Boys and Sex
por Joely Carey (Barrons, 2002)
From Boys to Men
por Michael Gurian and Brian Fioca (Price Stern Sloan, 1998)
The Guy Book: An Owners Manual
por Mavis Jukes (Crown, 2002)
What's Going on Down There? Answers to Questions Boys Find Hard to Ask
por K. Gravel (Walker & Co, 1998)

The Care & Keeping of You: The Body Book for Girls (American Girl Library)
por Valerie Schaefer (Pleasant Company, 1998)
PERIOD. A Girls Guide
por JoAnn Loulan and Bonnie Worthen (Book Peddlers, 1979 & 2001)
Deal With It! A Whole New Approach to Your Body, Brain & Life as a Gurl
por Ester Drill, H. Mcdonald, R. Odes (Pocket, 1999)

This Book is About Sex
por Tucker Shaw and Fiona Gibb (Puffin, 2000)
What's the Big Secret? Talking About Sex with Girls & Boys
por Laurie and Marc Brown (LittleBrown, 2000)
Where Did I Come From?
por Peter Mayle (Citadel, 2000)

SITIOS WEB PARA LOS ADOLESCENTES Y LOS PREADOLESCENTES

www.teenwire.com
Información acerca de la sexualidad y las relaciones de la confiada organización de la Planned Parenthood Federation of America (PPFA). Este galardonado sitio Web está diseñado específicamente para atraer a los adolescentes y contiene información correcta y basada en hechos concretos, así como actividades interactivas y minipruebas que se actualizan frecuentemente. Se dispone de información en español o en inglés, y un panel de expertos revisa la información

www.itsyoursexlife.com
El propósito principal de este sitio Web es proporcionar información confiable y objetiva sobre la salud sexual a los jóvenes adultos. También hay una sección producida específicamente para los padres. Un panel de expertos externos revisa el contenido, y el sitio está subvencionado por The Henry Kaiser Family Foundation. Se dispone de información en inglés, español, francés y árabe.

www.sxetc.org
Este sitio Web está dirigido por adolescentes para adolescentes. Contiene artículos con información basada en hechos concretos, escrita por adolescentes, minipruebas y otras características interactivas. El sitio está patrocinado por Rutgers University, Network for Family Life Education. También tiene un boletín mensual gratuito descargable para adolescentes.

www.gURL.com
Este sitio Web es un sitio de una comunidad y contenido en línea para muchachas adolescentes. Contiene cuentos, juegos y contenido interactivo sobre una amplia gama de temas que atraen a las muchachas.

www.kidsgrowth.com y www.teengrowth.com
Estos sitios Web relacionados fueron establecidos y están mantenidos por un equipo de pediatras para brindar información de la salud basada en hechos concretos a los adolescentes. El sitio usa un formato atractivo, pero el contenido se presenta de una manera más formal que en algunos otros sitios.

ÍNDICE para
el Libro para leer juntos

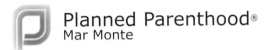

Planned Parenthood®
Mar Monte

Una Guía Para los Padres
y Otros Adultos de Confianza

para

Hablemos Acerca del S-E-X-O

acerca de cómo usar este libro

Este libro de guía está escrito para los padres, tutores y otros adultos de confianza a quienes les importan los niños - los suyos o los que hayan sido colocados bajo su cuidado. Se escogieron las palabras "hijo" e "hija" para reflejar una relación de confianza y no para insinuar una conexión biológica. La información que se contiene en este libro puede ayudarle a usted y a su hijo o hija a hablar más cómodamente con respecto al sexo. Esta parte es para usted. Le ayudará a prepararse para hablar con su hijo acerca de la información en la otra parte del libro. La primera parte de este libro es para que su hija o hijo preadolescente lea y discuta al respecto con usted. Da información sobre los hechos concretos que suceden al convertirse en un adulto. Pero, tal vez más importante, también incluye caraterísticas interactivas que le ayudarán a discutir los valores y las creencias de su familia. Los niños necesitan comprender sus valores y usted es la mejor persona para explicar lo que cree. Compartir esta información juntos aquí puede abrir la puerta a una comunicación más honesta al tanto que sus hijos entran en sus años adolescentes.

POR QUÉ LOS PADRES Y LOS JÓVENES NECESITAN HABLAR

Nuestros jóvenes aprenden con respecto al sexo todos los días. La televisión, las paredes de los baños, las carteleras, los chistes en el campo de juego y la música popular les dan mensajes con respecto al sexo. Desafortunadamente, la mayoría de estos mensajes no son de mucha ayuda. Generalmente no explican los hechos básicos. Casi nunca muestran las responsabilidades que van junto con el sexo y tal vez lleven a que los niños piensen que el sexo es un juego despreocupado.

Algunas veces los programas en la escuela pueden ser de ayuda. Algunas escuelas ofrecen cursos comprensivos de educación sobre la sexualidad. Estos programas no sólo brindan importante información a base de hechos; también ayudan a los estudiantes a comprenderse a sí mismos y a tomar decisiones responsables. Sin embargo, la mayoría de las escuelas solamente brinda dos o tres conferencias que cubren los hechos básicos acerca de la reproducción y las enfermedades transmitidas sexualmente. Mientras que esta información es de valor, las preguntas de muchos estudiantes permanecen sin respuesta. Aun si su hijo tiene la suerte de tener un programa de educación sexual en la escuela, nada puede reemplazar el tipo de enseñanza que pueden ofrecer los padres. Como padre usted puede darle a su hijo información de una manera personal y en los momentos que mejor cumplan con sus necesidades. Y ningún programa escolar puede enseñar los valores de su familia, las creencias particulares que quiere transmitir a su hijo.

Desde luego, los niños ya han aprendido muchísimo de sus experiencias diarias como parte de su familia y su comunidad. La manera en que se les alimenta, son sostenidos y consolados cuando son bebés, les enseña acerca de la cercanía y el afecto físico. Los aprendizajes sobre la compasión, el cariño y la responsabilidad surgen de sus relaciones con la familia y los amigos. La manera en que sus padres manejan sus riñas con los demás les enseña sobre cómo compartir y cómo tener en cuenta a los demás considerados. Los niños aprenden acerca del amor, la comunicación y cómo llevarse bien en una relación cercana al escuchar cómo sus padres hablan entre sí y con los demás miembros de la familia. Todas estas experiencias, y muchas otras, influirán en sus actitudes, sentimientos y conducta, ahora y en el futuro.

Aunque mucho aprendizaje tienne lugar sin palabras, es importante que las familias hablen con respecto al sexo. Un niño que tiene la información correcta y un sentido claro de los valores de la familia tiene mayor probabilidad de tomar decisiones cuidadosas. Los padres necesitan mostrar que están dispuestos a hablar, en vez de esperar que sus hijos vengan a ellos con preguntas. Evitar el tema tal vez sugiera que el sexo es demasiado difícil, demasiado vergonzoso - o tal vez de demasiado sucio para hablar al respecto. Esto hace que sea aun más difícil que los niños pidan la información que necesiten. Tal vez se queden con solamente una mezcolanza de ideas que reciben fuera de la familia.

UN BUEN MOMENTO PARA HABLAR

Un muy buen momento para establecer la comunicación familiar con respecto al sexo es cuando su hijo tenga entre 9 y 12 años de edad. A esta edad la mayoría de los niños están muy interesados en tratar de comprender cómo funciona todo, incluyendo sus propios cuerpos. A pesar de un aspecto exterior común de vergüenza, el sexo es un tema en el cual los niños están MUY interesados. Frecuentemente tratan de comprender el sexo y la reproducción de la misma manera práctica con que tal vez traten de comprender cómo funciona el motor de un automóvil.

Al tanto que sus propios cuerpos, o los cuerpos de sus amigos, empiezan a cambiar, los preadolescentes tienen mucho interés en saber lo que es normal. Debido a que algunos empiezan a desarrollarse temprano y otros se atrasan, muchos jóvenes están muy preocupados con respecto a ser diferentes de sus amigos. Hablar con sus padres puede ayudar a tranquilizarlos que estas diferencias son completamente normales.

Además éste es un momento excelente para que los padres empiecen a discutir sus valores y creencias con respecto a las cuestiones como las reglas de salir de novios, los "chistes verdes", las relaciones sexuales antes del matrimonio, etcétera. Muy pocos preadolescentes están listos para realizar discusiones largas acerca de tales temas. Pero tienen mayor probabilidad de recordar lo que usted diga si mantiene sus comentarios simples, específicos y no insiste en que estén inmediatamente de acuerdo.

Al tanto que los jóvenes se convierten en adolescentes, hablar del sexo generalmente se convierte también en un tema más difícil para discutir con los padres. Es normal que los adolescentes quieran más independencia y alguna distancia de sus propias familias. Necesitan una cantidad razonable de privacidad y confianza. Además, al tanto que sus sentimientos sexuales se hagan más fuertes, es posible que podrán discutir aún menos el sexo de la manera directa del preadolescente. Pero si ya ha establecido un patrón de hablar honestamente acerca de los temas relacionados con el sexo, habrá mayor probabilidad de que podrá continuar esta comunicación a lo largo de la adolescencia.

SU PROPIA INCOMODIDAD

Todos los padres se sienten por lo menos un poco incómodos hablando con sus hijos acerca del sexo. Tal vez sus padres nunca hablaron con usted acerca del sexo, así que se siente inseguro acerca de lo que deba decir. Tal vez esté preocupado que no sabe las respuestas a todas las preguntas que tal vez surjan. Nadie las sabe todas. Sentirse incómodo no tiene que impedir que usted hable. Esto tal vez incluso sea una oportunidad para que usted y sus hijos encuentren las respuestas juntos.

Sin embargo, hay algunas cosas que puede hacer para sentirse más tranquilo.

Primero, revise la información contenida en este libro. Piense acerca de lo que dirá cuando su hijo le haga preguntas. Tal vez usted quiera discutir sus respuestas de antemano con su cónyuge, su compañero, un amigo cercano, un pariente o un profesional de la salud. Si desea leer más con respecto a ciertos temas, podría leer algunas de las selecciones listadas al final de este libro.

Solamente la idea de decir algunas de las palabras en este libro, palabras como "pene" o "vagina" tal vez le hagan sentirse incómodo. Tal vez le gustaría practicar decírselas a sí mismo, posiblemente delante de un espejo, antes de intentar hablar con su hijo. Tal vez se sienta un poco ridículo al comenzar, pero con la práctica este sentimiento desaparecerá. Si se siente avergonzado cuando trata de hablar con su hijo, puede admitirlo honestamente a su hijo o hija. Casi todo el mundo siente que el sexo es un tema especial y privado. Admitir su propia incomodidad probablemente le ayudará a ambos sentirse más cómodos.

Además tal vez quiera hacer una revisión informal del lenguaje que usa. Los niños prestan atención a las palabras que usan sus padres e imitan esas palabras, aun cuando no las comprenden completamente. Usar palabras que causan dolor o que faltan el respeto como "maricón" o "puta" u otras palabras de acoso será confuso para los niños, debido a que estas palabras muestran una falta de respeto y causan daño a los demás. El sexo se trata del respeto y el cariño, y no del acoso, la coerción o hacer que otros se sientan mal.

Finalmente, no tiene que hacer esto solo. Definitivamente puede incluir a su cónyuge o a otro adulto de confianza. Habrá momentos en que ambos adultos pueden participar hablando juntos, o cada uno puede hablar con el niño por separado. Incluso tener conversaciones con la presencia de un hermano mayor puede ampliar el alcance de su discusión con un hijo menor.

Muchos padres preguntan si está bien que una madre hable con su hijo acerca del sexo o que un padre hable con su hija. La respuesta es SÍ. De hecho, a veces hablar con un padre del sexo opuesto tiene ventajas especiales. La mayoría de los preadolescentes y los adolescentes jóvenes están muy interesados en cómo otras personas los ven, especialmente las personas del sexo opuesto. El padre del sexo opuesto puede dar este punto de vista. Por ejemplo, una madre puede ayudar a su hijo comprender cómo piensan y se sienten las mujeres acerca de los hombres. Ella lo puede ayudar a comprender y respetar los pensamientos y sentimientos de las muchachas. Después de todo, ¡ella misma también fue una muchacha!

Las madres generalmente están más dispuestas que los padres a hablar del sexo con los muchachos o las muchachas, pero los padres también tienen mucho que ofrecer a ambos sexos. Anime la participación del padre al compartir este libro también con él. Sin embargo, la buena disposición de un padre para hablar y escuchar es mucho más importante que cuál de los padres esté hablando acerca del sexo.

¿CUÁNTO NECESITA SABER SU HIJO?

Como la mayoría de los demás padres, tal vez se pregunte cuáles temas necesita discutir con su preadolescente. La siguiente lista incluye los temas básicos que todos los niños, tanto los varones como las mujeres, necesitan saber para poder comprender los cambios de la pubertad. Éstos se explican en detalle en este libro.

No es fácil para la mayoría de los padres a hablar acerca del sexo. Pero discutir estos temas francamente en los momentos oportunos puede ayudar a su hijo a crecer para convertirse en un adulto con más confianza y menos preocupación acerca de los sentimientos normales. Su voluntad para hablar abiertamente acerca de estos temas facilitará que sus hijos vengan a usted a medida que los años de la adolescencia traigan nuevos intereses e inquietudes.

LOS CUERPOS MASCULINOS Y FEMENINOS
_ Órganos sexuales y reproductivos masculinos, internos y externos
_ Órganos sexuales y reproductivos femeninos, internos y externos
_ Cambios físicos de la pubertad, masculinos y femeninos
_ Cómo estos cambios se relacionan con la reproducción
_ Que estos cambios traen nuevos sentimientos y emociones
_ Que las personas maduran a velocidades diferentes

MENSTRUACIÓN
_ Qué es
_ Cuándo ocurre
_ Que es normal
_ Cómo estar preparada

ERECCIONES Y SUEÑOS MOJADOS
_ Qué son
_ Que son normales

MASTURBACIÓN
_ Qué es
_ Que no causa daño
_ Que es normal hacerlo - o no hacerlo
_ Los sentimientos de su familia al respecto

RELACIONES SEXUALES
_ Qué son
_ Cómo se relacionan con el embarazo
_ Sus creencias acerca de cómo se relacionan con el amor, el matrimonio, los métodos anticonceptivos, etcétera

RIESGOS
_ Enfermedades transmitidas sexualmente
_ Embarazo no intencional
_ Sentimientos heridos
_ Problemas con las relaciones

¿Existen otras cosas que USTED considera importante, que no están incluei-das en esta lista, pero que usted quiere estar seguro que su hijo comprenda? Los espacios siguientes están en blanco para que usted añada estos temas. Apunte sus notas aquí con respecto a otros temas que quiere plantear.

_____   _____

_____   _____

PRODUCIR LA AUTOESTIMA

Ayudar a su hijo a sentirse bien acerca de sí mismo es probablemente la influencia más importante en el desarrollo sexual de sus hijos. Al convertirse en adolescentes, sus hijos afrontarán muchas decisiones difíciles e importantes. Las personas que se sienten bien acerca de sí mismas tienen menos probabilidad de dejar que los demás los presionen para tomar decisiones poco inteligentes y no necesitan usar a los demás para hacerse lucir o sentirse bien. Tienen mayor proba-bilidad de tomar decisiones responsables acerca del sexo y, además, acerca de muchas otras cosas. He aquí algunas cosas que puede hacer para ayudar a que sus hijos se sientan bien acerca de sí mismos.

Déjeles saber que los aprecia.

Reconozca sus talentos, personalidad, aspecto, logros y cualquier otra cosa sobre la cual puede pensar. Evite compararlos con los demás. Ayúdeles a descubrir sus propias fuerzas especiales.

Trátelos con respeto.

Pida sus opiniones. Escuche sus ideas y sentimientos. Piense acerca de lo que le digan. No los interrumpa, aun cuando no esté de acuerdo con lo que estén diciendo, no importa lo difícil que sea. Escúcheles completamente. Su autoestima empieza con el respeto y la consideración que reciben de usted y de los demás.

Enséñeles a establecer los límites correctos.

Enséñeles a sus hijos que hay "toques buenos" y "toques malos". Ayude a sus hijos a aprender que ellos tienen el derecho de seleccionar quién toca sus cuerpos. Ellos pueden decirles a otros niños y adultos que no quieren que se les toque y deben esperar que los demás respeten sus deseos. Anímeles a hablar con usted si se sienten que alguien les ha tocado de una manera no apropiada o les ha hecho sentirse incómodos. Ayude a las muchachas, especialmente, a comprender que la expresión de su cara y el lenguaje de su cuerpo necesitan ser iguales a las palabras "no", "no hagas eso" o "deja de hacer eso". Si alguien da una risita o se ríe, está indicando que en realidad no están hablando en serio. No se puede decir un "NO" verdadero con una sonrisa o una risita.

No espere demasiado ni muy poco.

Muchos jóvenes se sienten insultados debido a que sus padres los tratan como niños. Otros se desaniman debido a que sus padres esperan más de lo que pueden hacer. Es importante dejarles saber que usted tiene confianza en ellos. Puede apoyarlos sin empujar. Usted puede protegerlos sin impedir que tengan nuevas experiencias.

Evite ser demasiado crítico.

Los preadolescentes y los adolescentes son extremadamente sensibles a las críticas. Si oyen demasiadas frases negativas es posible que simplemente dejen de escuchar. Frecuentemente sí quieren oír las opiniones de sus padres, cuando éstas se expresan con tacto y amor. Y cuando sus hijos fracasan al hacer algo o cometen algún error, déjeles saber que no es el final del mundo.

ES IMPORTANTE ESCUCHAR

Para HABLAR con sus hijos de una manera que ayudará verdaderamente, también tiene que ESCUCHAR sus palabras y los sentimientos detrás de sus palabras. Debe tratar de ver las cosas por medio de sus ojos. Si piensan que usted los comprende, tienen mayor probabilidad de hablar más abiertamente con usted. Una de las mejores maneras de ver el mundo a través de los ojos de su hijo es intentar recordarse a sí mismo a esa misma edad.

Pase unos momentos pensando acerca de estas preguntas:
- ¿Cuándo empezó a notar que su cuerpo empezaba a cambiar, y cómo se sintió al respecto?
- ¿Qué ideas tuvo que fueron erróneas?
- ¿Qué le dijeron sus padres acerca del sexo?
- ¿A qué edad?
- ¿Qué le dijeron que era de ayuda? ¿Qué no fue de ayuda?
- ¿Qué deseó que hubieran dicho o hecho para ayudarle a comprenderse a sí mismo y a los demás?
- ¿Qué quiere hacer de la misma manera con sus hijos?
- ¿Qué quiere hacer de una manera distinta?

Algunas de las cosas que experimentarán sus hijos serán parecidas a las cosas que usted experimentó cuando fue joven. Otras no lo serán. Tal vez ayude contar algunas historias de sus propias experiencias. El peligro está en llevar las cosas a un punto extremo y decir "Sé exactamente lo que estás experimentando" con respecto a todo. Los jóvenes se disgustan rápidamente con este enfoque. Escuchar cuidadosamente también hace que las cosas le resulten más fáciles a usted, debido a que tendrá una mejor idea de lo que su hijo necesita saber.

Antes de contestar una pregunta difícil, tal vez ayude preguntarle a su hijo lo que él o ella piensa que es la respuesta. La respuesta tal vez le indique la siguiente cosa que necesita decir.

Por ejemplo, un preadolescente tal vez pregunte: *"Papá, ¿por qué las personas tienen sexo?"* ¿Qué quiere decir ese joven cuando dice "sexo?" ¿Besarse? ¿Tocarse? ¿Tener relaciones sexuales? Y aun después de averiguar lo que quiere decir con "sexo", hay más de una respuesta debido a que las personas tienen relaciones sexuales por un número de razones. Probablemente este preadolescente oyó o vio algo específico que provocó la pregunta

Tal vez usted puede decir:
"Puede haber razones diferentes. "¿Por qué piensas tú que las personas tienen sexo?"

> *"No sé…(silencio)…bueno…Susana dijo que las personas tienen sexo cuando se quieren."*

"Qué piensas ella quiere decir por 'tener sexo'?"

> *"No sé…tal vez besarse y cosas así."*

"Sí…¿algo más?"

> *"Bueno…ella dijo algo como …relaciones sexuales .. Creo."*

"Es probable que estaba hablando acerca de las relaciones sexuales —"

> *"Sí, eso es…"*

"A veces lo llamamos 'hacer el amor'. Eso sucede cuando un hombre y una mujer se aman el uno al otro, y les gusta estar tan cerca como sea posible. Tal vez decidan tener relaciones sexuales. El pene del hombre se encaja adentro de la vagina de la mujer y —"

> *"Ay, qué asco…¿por qué querrían hacer eso?"*

"Tal vez te suene extraño ahora, pero en el momento oportuno puede ser una manera muy buena de demostrar el amor y a las dos personas les resulte agradable. Comprenderás esos sentimientos cuando seas un poco mayor."

¿Qué edad necesitas tener?"
"Bueno, las personas tienen ideas diferentes al respecto. Tu mamá y yo creemos que es mejor esperar hasta que estés casada. Por empezar, cuando las personas tienen relaciones sexuales, la mujer puede quedar embarazada..."

Al hacer unas pocas preguntas tranquilamente, este padre pudo hablar con su hija acerca de las cosas que ella verdaderamente quería saber. Una respuesta rápida sermoneadora tal vez hubiera terminado la conversación. El demostró que estaba dispuesto a hablar y escuchar, así que su hija le hizo más preguntas.

No se pueden cubrir todas las cosas de una sola vez. Y algunas cosas probablemente necesitarán ser planteadas más de una vez y tal vez encuentre que la misma conversación se repita varias veces. No existe la necesidad de sentarse y tener una CONVERSACIÓN GRANDE Y SERIA. La mejor manera de hablar acerca del sexo es en las conversaciones diarias que son una parte natural de la vida familiar. Aproveche las oportunidades que provocan tales conversaciones.

HECHOS Y VALORES

Su hijo/a necesita conocer tanto los datos concretos acerca del sexo como sus valores familiares. Los hechos son los hechos. Son iguales para todo el mundo, y no importa si nos gustan esos hechos o no. Los valores son diferentes para diferentes personas. Nuestras decisiones acerca de lo que nos gusta o no nos gusta, lo que aprobamos o desaprobamos, están basadas en nuestros valores individuales así como en la herencia cultural de nuestra familia. Por ejemplo, es un hecho que estos días muchas personas solteras están teniendo relaciones sexuales. Tal vez pensemos que está bien o no, de acuerdo con nuestros valores. Pero esto sigue siendo un hecho.

Los preadolescentes pronto estarán afrontando decisiones importantes acerca del sexo. Para contender bien con ellas, necesitan poder reconocer la diferencia entre los hechos y los juicios de valor. La mejor manera en la cual los podemos ayudar es aclarando esta diferencia en las cosas que decimos todos los días.

Para practicar, trate de decidir si cada una de estas declaraciones es una declaración sobre los valores o una declaración sobre un hecho.*(Idea: las declaraciones sobre los valores frecuentemente incluyen una de estas palabras – debería, debe, bueno, malo, correcto, incorrecto.)*

"Al cumplir los 12 años de edad, las niñas deben interesarse más en ser lindas y actuar como señoras mayores." *(juicio de valor)*

"Al cumplir los 12 años de edad, las niñas comienzan a interesarse más interesadas en ser lindas y actuar como señoras mayores." *(hecho)*

"Un muchacho que no ha estado de novio al cumplir los 17 años de edad debe ser extraño." *(juicio de valor)*

"La mayoría de las personas se masturba en algún momento durante la vida." *(hecho)*

"Hoy en día muchas personas piensan que está bien tener relaciones sexuales antes del matrimonio." *(hecho)*

"Está bien tener relaciones sexuales antes del matrimonio, si ambas personas saben lo que están haciendo." *(juicio de valor)*

"Cuando se habla del sexo prematuro, es peor que lo hagan las muchachas que los muchachos." *(juicio de valor)*
(Si bien es un hecho que solamente las muchachas quedan embarazadas, la palabra "peor" añade un juicio de valor.)

"Muchas muchachas que tienen un bebé mientras todavía están en la escuela secundaria nunca obtienen un diploma." *(hecho)*

PREGUNTAS, PREGUNTAS

Los preadolescentes probablemente no harán preguntas directas acerca de los valores. Sin embargo, tal vez mencionen cosas que le darán la oportunidad de hablar con respecto a sus valores. Por ejemplo, "Janie dice que cuando tienes 13 años, ya tienes suficiente edad para tener un solo novio." Ésta es la oportunidad de hablar de lo que usted cree acerca de estar de novio y por qué lo cree. Su hijo puede o no estar de acuerdo con lo que usted dice en ese momento. Pero si lo puede decir respetuosamente, mantendrá la puerta abierta para la comunicación continua sobre este tema.

Los preadolescentes están muy curiosos acerca de sus cuerpos y cómo funcionan. Sin embargo, no siempre se sienten con la libertad de hacer preguntas. No importa si hagan preguntas o no, he aquí algunas de las cosas que frecuentemente quieren saber:

¿Cuándo me desarrollaré como mis amigos?
¿Por qué los niños dicen palabras groseras?
¿Por qué los bebés se parecen a sus padres?
¿Qué causa los mellizos? ¿Y los gemelos siameses?
¿Por qué algunos bebés terminan siendo niños y otros niñas?
¿Qué ocurre con los espermatozoides que no fertilizan al huevo?
¿Y qué sucede con los huevos que no se fertilizan?
¿Cómo puede mantenerse vivo un bebé adentro de la madre?
¿Por qué algunos niños son adoptados?
¿Por qué los hombres no pueden tener bebés?
¿Qué es un aborto?
¿Qué es el sexo oral? ¿El sexo oral es sexo?

¿Cómo me enfermo con eso?
¿Qué es un sueño mojado? ¿Las muchachas también los tienen?
¿Qué significa "masturbación"?
¿Para qué se usa un condón?
¿Qué es un homosexual?
¿Para qué son los 'huevos' de los hombres?
¿Qué son las ETS (enfermedades transmitidas sexualmente), el SIDA o herpes?
¿Duele la menstruación (o la eyaculación, las relaciones sexuales o el alumbramiento)?
¿Los varones tienen períodos?

Es perfectamente normal que un preadolescente esté interesado en estos temas. Desde luego, algunos padres encuentran que no saben las respuestas a todas las preguntas de sus hijos. Muchas se contestan en la primera parte de este libro. Para otras respuestas tal vez quiera obtener mayor información en libros adicionales o en Internet. Recomendamos tener un buen libro de referencia sobre la sexualidad en casa. Esto da el mensaje que quiere que su hijo tenga la información correcta y que el hogar es un lugar donde pueden contestarse las preguntas. Debe ser un recurso con el cual está cómodo y uno con el cual se sentirá cómodo cuando su hijo acceda al mismo.

SENTIMIENTOS SEXUALES

Algunos padres se preocupan que hablar con respecto a la sexualidad – especialmente admitiendo que todos tienen sentimientos sexuales a medida que maduran – animará a los niños a experimentar demasiado temprano con el sexo. ¡Todo lo contrario! De hecho, reconocer los sentimientos sexuales por lo que son puede ayudar a su preadolescente a resistir sentirse "arrastrado" durante el calor de la pasión. Los preadolescentes necesitan estar preparados por adelantado, para que puedan determinar la diferencia entre los sentimientos sexuales, la presión por los iguales y enamorarse. Es mucho más fácil empezar a discutir estos temas en esta etapa, antes de que empiecen los estados de ánimo y los conflictos de la adolescencia.

En el mundo de hoy en día los jóvenes ya reciben muchos mensajes diciéndoles que el sexo es agradable o que les hará sentirse como adultos. Es exactamente por esta razón que resulta tan importante que tengan padres que están dispuestos a hablar sobre el poder de los sentimientos sexuales y la diferencia entre sentir y hacer.

La orientación sexual es otra área de discusión que es apropiada con los preadolescentes. Las estadísticas indican que aproximadamente 1 en 10 jóvenes tiene una preferencia sexual para una persona de su propio sexo. Hoy en día la mayoría cree que esto es una parte predeterminada de la sexualidad de una persona y que sube a la superficie durante los años de preadolescencia y adolescencia. Parece haber una amplia continuidad entre lo heterosexual y lo homosexual, y muchos de nosotros nos encontramos en distintos lugares a lo largo de esa línea. Nuestra sociedad nos anima a ser heterosexuales y eso ciertamente es la orientación de la mayoría. Aún puede explicarle a su hijo que los sentimientos ocasionales de atracción hacia alguien de su propio sexo no significa que alguien sea gay u homosexual. Los adolescentes jóvenes necesitan comprender lo que significa la orientación sexual, la terminología apropiada (incluyendo la que es una falta de respeto) y aprender a ser tolerante de las diferencias individuales entre sus iguales.

PELIGROS Y RIESGOS

La educación sobre la sexualidad no estaría completa sin discutir los riesgos, como las enfermedades transmitidas sexualmente (incluyendo el SIDA), el embarazo no intencional, así como los disgustos emocionales que pueden ocurrir en las relaciones. Este libro empieza el proceso al presentar los hechos básicos para los preadolescentes. Su intención es ser un comienzo para el aprendizaje futuro.

Los jóvenes también necesitan saber que el sexo aumenta los riesgos emocionales de una relación. Mientras que el sexo se describe frecuentemente como 'informal', pocos adolescentes lo experimentan de esta manera. Añadir el sexo a una relación no madura aumenta el riesgo de sentirse lastimado, celoso, ahogado o usado. Estos sentimientos dolorosos se pasan frecuentemente a las relaciones futuras y afectan negativamente a esas relaciones.

Al tanto que discute estos riesgos con su preadolescente o adolescente, intente mantener un sentido de equilibrio. Con demasiada frecuencia, la educación sobre la sexualidad ha sido una lección sobre las "cosas terribles que pueden pasarte si lo haces". Poder hablar acerca de los aspectos positivos al igual que los negativos de la sexualidad lo convertirá en un padre más creíble, al cual se le pueden hacer preguntas. Para los preadolescentes, un mensaje clave es que pueden prevenir problemas graves con tomar decisiones sensatas y eventualmente crecer para disfrutar de vidas sexuales saludables que les satisfagan.

Cuanto más joven sean los adolescentes la primera vez que tengan relaciones sexuales, más compañeros sexuales tendrán. Tener múltiples compañeros sexuales sin protección expone a un individuo a más riesgo de contraer una ETS, y un embarazo y paternidad no intencionales.

ENFERMEDADES TRANSMITIDAS SEXUALMENTE (ETS)

Las enfermedades transmitidas sexualmente tal vez sean uno de los problemas de la salud más pasados por alto en los Estados Unidos. La causa de las ETS puede ser un virus, un parásito o una bacteria, dependiendo de la infección individual. La mayoría de las ETS ocurren durante la gama de edades de los adolescentes hasta los 20s, principalmente debido a que este grupo de edades tiene mayor probabilidad de tener múltiples compañeros sexuales, tener relaciones sexuales con alguien que haya tenido múltiples compañeros sexuales o que haya participado en relaciones sexuales no protegidas.

Los adolescentes necesitan saber con respecto a las actividades sexuales específicas que pueden transmitir estas infecciones (además de saber que éstas se pueden transmitir al compartir las agujas para inyectarse las drogas). Éstas incluyen el sexo vaginal, oral y anal. Estas formas de actividad sexual son bastante comunes entre los adolescentes pero frecuentemente son ignorados por los padres con buenos sentimientos que se sienten incómodos al discutirlas. Hoy en día es común entre un segmento grande de adolescentes participar en el sexo oral y creer que es perfectamente seguro debido a que no existe un riesgo de embarazo. Sin embargo, SÍ hay un riesgo significativo de contraer enfermedades sexualmente transmitidas durante el sexo oral (para ambos compañeros) y durante CUALQUIER acto no protegido. Tenga en cuenta que las maneras en que se transmiten las ETS difieren un poco entre una enfermedad y otra. Por ejemplo, las verrugas genitales y el herpes se pueden transmitir por el contacto genital con una persona infectada, con o sin relación sexual. Es importante que los adolescentes sepan acerca de las ETS y cómo protegerse.

CUALQUIER persona que participa en sexo no protegido puede contraer una ETS. Aunque las estadísticas tal vez indiquen que la tasa de actividad sexual entre los adolescentes se está reduciendo, la tasa de enfermedades transmitidas sexualmente permanece alta. 1 en 4 adolescentes contraerá una ETS. También es importante que los jóvenes sepan que muchos individuos que tienen una ETS tal vez no muestren ningún síntoma y tal vez ni estén conscientes de haberla contraído. Se diagnostica una ETS al ir al doctor o a la clínica.

Es crítico que los padres se eduquen acerca de las enfermedades transmitidas sexualmente. Algunas ETS comunes en los Estados Unidos incluyen:

- VIH genital (Papilomavirus humano)
- Clamidia
- Herpes genital
- VIH/SIDA
- Tricomoniasis
- Verrugas genitales exteriores
- Gonorrea
- Sífilis

Puede obtener información específica acerca de los síntomas, lo que puede ocurrir si no se tratan (como la infertilidad) y cómo se transmiten las enfermedades de su doctor, clínica, su Planned Parenthood local o en los sitios Web enumerados en la página 88. Es importante saber que todas las ETS tienen tratamiento. Es importante diagnosticar y tratar cualquier infección TEMPRANAMENTE para evitar problemas de la salud adicionales o más graves que tal vez afecten a un individuo durante toda la vida.

CÓMO SE EVITAN LAS ETS (Y EL EMBARAZO)

La respuesta sencilla – "abstinencia" – es un comienzo fuerte. Es cierto que los jóvenes necesitan el apoyo adulto y razones válidas para abstenerse de las actividades sexuales. La primera sección de este libro abre la puerta para hablar sobre estos asuntos.

Sin embargo, eventualmente, casi todo el mundo tiene una relación sexual y debe contender con estos riesgos. Para muchos, la experimentación sexual comienza en los primeros años de la adolescencia. Aunque su preadolescente tal vez parezca joven para una discusión acerca del sexo más seguro, la información se comunica más fácil y eficazmente de antemano – antes de que haya un compañero específico en la mezcla. Las estadísticas indican que 1 de cada 5 adolescentes ha tenido relaciones sexuales al llegar a los 15 años de edad. Su discusión sobre la prevención debe incluir una descripción sobre cómo obtener y usar los condones, anticonceptivos, espermicidas u otras formas de prevención o protección.

Los estudios muestran que los condones son entre el 98% y 100% eficaces en prevenir el VIH/SIDA y sustancialmente disminuyen el riesgo de la infección con otras ETS.

Algunos padres se preocupan que esta información tal vez anime la actividad sexual. Sin embargo, un joven adolescente puede comprender fácilmente un mensaje de dos niveles: "Hemos hablado acerca de algunas de las razones por las cuales es mejor esperar para tener relaciones sexuales. Pero quiero que sepas cómo protegerte, aun si no usas la información por mucho tiempo." Desafortunadamente, usar la abstinencia como la única lección ha probado ser ineficaz.

INTERNET

Ahora está disponible para los niños un mundo completamente nuevo – tanto de ayuda como peligroso. Explore los controles y filtros para los padres que tal vez estén disponibles para usted y su computadora. Deje saber a sus niños que hay depredadores a quienes les gusta tomar ventaja de los jóvenes en línea. Los preadolescentes no deben responder a las personas que no conocen. Mantener las computadoras a las cuales acceden los niños en una sala de la familia (en lugar de hacerlo en sus habitaciones) le ayudará a manejar cómo su hijo usa la computadora. Se deben evitar los nombres que sean una insinuación sexual para correo electrónico de los niños. Al igual que enseña a sus hijos cómo contestar una llamada telefónica de manera segura, avíseles que la información personal no se debe compartir por correo electrónico con ninguna persona que no conozcan, ni siquiera en un sitio Web.

MANTENER CONTINUA LA DISCUSIÓN

Hay varias razones por las cuales continuar su discusión de estas cuestiones entre padres e hijos durante los años de adolescencia. Primero, será apropiada información más detallada para su adolescente que está madurando después que él o ella aprenda los hechos básicos. Lo que no aprenden de los adultos de confianza lo aprenderán de sus iguales, y frecuentemente lo que aprenden de los iguales es incorrecto. Segundo, la información repetida tiene mayor probabilidad de retenerse. Y, finalmente, la información "actualizada" está cambiando continuamente, al tanto que aparecen nuevos hallazgos, pruebas y tratamientos. Los folletos y vídeos actualizados, disponibles de su departamento de salud del condado o su organización local de Planned Parenthood, pueden ser de valor especial al cubrir estos temas. (Vea la lista de lectura y los sitios web al final de esta sección.) Necesita asegurarse de que sus jóvenes adolescentes estén familiarizados con los riesgos que pueden afectar el resto de sus vidas.

Una nota final. Dos grupos de jóvenes merecen atención especial: aquellos que piensen que tal vez sean gay y aquellos que tengan un miembro de la familia que está infectado con el VIH. Ambos pueden beneficiarse de apoyo e información adicionales, más allá del ámbito de este libro. Para averiguar más acerca de la asesoría o grupos de apoyo, hable con su organización de servicio para el SIDA o agencia de salud mental locales.

…Y SI NO PREGUNTAN

Debido a que el sexo se discute tan raramente en las familias, muchos niños aprenden a no plantear el tema con sus propios padres. ¿Qué hacer si su hijo no pregunta?

He aquí algunas ideas que han funcionado para otros padres:

• Muestre que está bien hablar sobre los temas sexuales al hablar con su cónyuge u otros adultos cuando los niños están presentes. Incluya a los adolescentes o preadolescentes en la discusión cuando esto sea apropiado.

• Vaya a una de las películas a las cuales van sus hijos, mire uno de sus programas de televisión o escuche su música. Esto puede abrir la puerta a discusiones acerca del sexo y los valores. Si no aprueba los mensajes que ve u oye, dígales cortésmente a sus niños lo que no le gusta en estos mensajes.

• Comente los acontecimientos relacionados con el sexo en la vida diaria. Si sus hijos comentan sobre una amiga embarazada o muestran curiosidad acerca de los tampones u otros productos personales, ése es un buen punto de partida acerca de la reproducción o la menstruación.

ALGUNAS COSAS QUE NO DEBE HACER

• No les diga, "No tienes suficiente edad para saber acerca de eso." Este comentario da el mensaje que usted no está dispuesto a discutir esto y tal vez otros temas sensibles. Si ya están pensando acerca de cualquier tema, entonces necesitan la información correcta al respecto, en términos apropiados para su edad.

• Cuando esté hablando de las cosas diarias, no haga comentarios que sean demasiado severos o demasiado generales. Demasiadas declaraciones como "Mírala - ¡eso es repugnante!" pueden desilusionar una discusión adicional. Es mejor ser menos negativo y más específico: "Ella es una linda mujer, pero no creo que la tienda de comestibles es el lugar correcto para venir en bikini." Este tipo de declaración les comunica a sus hijos más acerca de sus valores.

• No haga bromas acerca de sus cuerpos y sentimientos que están cambiando, y no permita que otros miembros de la familia tampoco hagan bromas. Tales bromas solamente añaden dolor y alienación en un período cuando la mayoría de los jóvenes ya están muy sensibles.

• No use demasiado humor cuando usted habla acerca del sexo. El humor, en el momento oportuno, puede ayudar a aliviar la vergüenza. Pero si la mayoría de su conversación está en la forma de chistes, sus hijos tal vez obtengan el mensaje que el sexo no es un tema acerca del cual está dispuesto a hablar con seriedad.

CUÁNDO NO DEBE HABLAR ACERCA DEL SEXO

Sí, hay momentos en que debe esperar antes de tener estas discusiones. Es mejor no hablar con su hijo acerca del sexo si tales conversaciones parecen ser demasiado tensas y desagradables para su hijo.

No trate de realizar una discusión:
- Cuando estén en un lugar público o cuando sus amigos estén allí.
- Cuando esté en el medio de una pelea o crisis familiar.
- Cuando esté extremadamente avergonzado, repugnado o temeroso con respecto al sexo. Es posible que necesite hablar primero con un amigo cercano o un asesor acerca de sus sentimientos.
- Cuando esté experimentando problemas sexuales en su matrimonio y hay ira y conflicto que diariamente suben a la superficie. Una vez más, tal vez sea mejor esperar hasta que haya resuelto sus propios problemas antes de hablar con su hijo.
- Cuando su hijo rehúsa FUERTEMENTE hacerlo o parece estar extremadamente nervioso o se siente enfermo. Puede intentarlo de nuevo en otro momento.

Una reacción tan extrema posiblemente pudiera ser una señal de que su hijo haya sido abusado sexualmente. Si sospecha que el abuso verdaderamente ha ocurrido, la manera en que usted responde puede producir una gran diferencia. Podría asegurar tranquilamente a su hijo que es seguro decirle si algo ha ocurrido, aun si alguien le haya dicho, "no se lo digas a tus padres". *(Indique que cree lo que su hijo está diciendo o al menos escuche sin comentar o negar lo que su hijo le está diciendo.)* Sea tan calmado y realista como pueda. Asegure nuevamente a su hijo que todavía lo ama tanto como anteriormente. Finalmente, encuentre un buen asesor para hablar con su hijo. (Su centro de asesoría local contra la violación sexual puede sugerir profesionales calificados.)

CUÁNDO QUIERE PENSAR ACERCA DE SU RESPUESTA

No se tiene que contestar cada pregunta inmediatamente. Ciertamente está bien esperar, si, por ejemplo, su hija le pregunta acerca de los tampones en la línea de salida de la tienda de comestibles. Tal vez puede decir, "Hablemos de eso cuando lleguemos a casa", o, "Me gustaría pensar un poco al respecto." Luego asegúrese de que sí responda sin esperar a que se lo pregunte otra vez.

¿QUÉ ESPERA LOGRAR?

Al usar este libro puede darles a los niños los hechos básicos acerca del sexo que elimina los temores y preocupaciones innecesarios. Al hablar juntos, día tras día, puede darles una idea más clara de lo que cree su familia. Tal vez disfrute un mayor sentimiento de confianza debido a que sus hijos sabrán que está dispuesto a hablar aun sobre los temas difíciles.

¿Espera que sus hijos discutan todas sus cuestiones sexuales con usted? Probablemente no ocurrirá. No importa lo buena que sea su relación, sus adolescentes probablemente seleccionarán no compartir algunas cosas, o quizás compartirlas solamente con sus amigos. Ésa es una parte normal de crecer.

Pero si ha demostrado que está dispuesto a hablar, y a escuchar, tienen mayor probabilidad de tomar decisiones responsables y de pedir sus consejos cuando verdaderamente los necesitan.

En los asuntos sexuales, como en todo lo demás, al final sus hijos tienen que tomar sus propias decisiones.

Naturalmente usted quiere ayudarlos a evitar las selecciones poco inteligentes. También tal vez quiera ayudarlos a comprender que el sexo puede ser una parte muy importante y agradable de sus vidas. Al asegurarse de que tengan la información correcta, una idea clara de sus creencias, y muchas oportunidades de comunicarse con usted, les está dando el mejor comienzo posible en esta dirección.

SITIOS WEB PARA LOS PADRES

Planned Parenthood/ Mar Monte
www.ppmarmonte.org.

Planned Parenthood Federation of America
www.plannedparenthood.org
store.yahoo.com/ppfastore (ir a: for parents)

American Social Health Association (Asociación Americana de Salud Social)
www.asha.std.org

SIECUS/Sexuality Information & Educational Council
(Consejo de Información y Educación sobre la Sexualidad)
www.siecus.org (ir a: parent information)

PFLAG/Parents, Families & Friends of Lesbians and Gays (Padres, Familia y Amigos de Lesbianas y Gay)
www.pflag.org

Advocates for Youth (Defensores de la Juventud)
www.advocatesforyouth.org

National Campaign to Prevent Teen Pregnancy (Campaña Nacional para Prevenir el Embarazo en Adolescentes)
http://www.teenpregnancy.org/teen/

Center for Disease Control (Centro de Control de la Enfermedad)
www.cdc.gov

Coalition for Positive Sexuality (Coalición para la Sexualidad Positiva)
www.positive.org

General Reproductive Information (Información General Reproductiva)
www.sexhealth.org

LIBROS ADICIONALES PARA LOS PADRES

EVERYTHING YOU NEVER WANTED YOUR KIDS TO KNOW ABOUT SEX BUT WERE AFRAID THEY'D ASK: THE SECRETS TO SURVIVING YOUR CHILD'S DEVELOPMENT FROM BIRTH TO TEENS
por Dr. J. Richardson and Dr. M. Schuster (Crown, 2003)

HOW TO TALK TO YOUR CHILD ABOUT SEX: IT'S BEST TO START EARLY BUT IT'S NEVER TOO LATE
por Linda and Richard Eyre (St. Martins, 1999)

FROM DIAPERS TO DATING: A PARENT'S GUIDE TO RAISING SEXUALLY HEALTHY CHILDREN
por Debra Hoffner (Newmarket, 2004)

KEYS TO YOUR CHILD'S HEALTHY SEXUALITY
por Chrystal De Freitas (Barrons, 1998)

HOW TO TALK SO KIDS WILL LISTEN AND LISTEN SO KIDS WILL TALK
por Adele Faber Elaine Mazlish (Avon, 1999)

TEN TALKS PARENTS MUST HAVE WITH THEIR CHILDREN ABOUT SEX AND CHARACTER
por Pepper Schwartz (Hperion, 2000)

STRAIGHT PARENTS, GAY CHILDREN
por Robert Bernstein (Thunder's Mouth Press, 2003)